Michèl Erd

Salzersatz in Brot und Kleingebäck:
Die Erfüllung der Nährwertprofile

Diplomica® Verlag GmbH

**Erd, Michèl: Salzersatz in Brot und Kleingebäck: Die Erfüllung der Nährwertprofile,
Hamburg, Diplomica Verlag GmbH 2010**

ISBN: 978-3-8366-9077-5
Druck: Diplomica® Verlag GmbH, Hamburg, 2010

Bibliografische Information der Deutschen Nationalbibliothek:
Die Deutsche Nationalbibliothek verzeichnet diese Publikation in der Deutschen
Nationalbibliografie; detaillierte bibliografische Daten sind im Internet über
http://dnb.d-nb.de abrufbar.

Die digitale Ausgabe (eBook-Ausgabe) dieses Titels trägt die ISBN 978-3-8366-4077-0
und kann über den Handel oder den Verlag bezogen werden.

Dieses Werk ist urheberrechtlich geschützt. Die dadurch begründeten Rechte,
insbesondere die der Übersetzung, des Nachdrucks, des Vortrags, der Entnahme von
Abbildungen und Tabellen, der Funksendung, der Mikroverfilmung oder der
Vervielfältigung auf anderen Wegen und der Speicherung in Datenverarbeitungsanlagen,
bleiben, auch bei nur auszugsweiser Verwertung, vorbehalten. Eine Vervielfältigung
dieses Werkes oder von Teilen dieses Werkes ist auch im Einzelfall nur in den Grenzen
der gesetzlichen Bestimmungen des Urheberrechtsgesetzes der Bundesrepublik
Deutschland in der jeweils geltenden Fassung zulässig. Sie ist grundsätzlich
vergütungspflichtig. Zuwiderhandlungen unterliegen den Strafbestimmungen des
Urheberrechtes.

Die Wiedergabe von Gebrauchsnamen, Handelsnamen, Warenbezeichnungen usw. in
diesem Werk berechtigt auch ohne besondere Kennzeichnung nicht zu der Annahme,
dass solche Namen im Sinne der Warenzeichen- und Markenschutz-Gesetzgebung als frei
zu betrachten wären und daher von jedermann benutzt werden dürften.

Die Informationen in diesem Werk wurden mit Sorgfalt erarbeitet. Dennoch können
Fehler nicht vollständig ausgeschlossen werden, und der Diplomica Verlag, die Autoren
oder Übersetzer übernehmen keine juristische Verantwortung oder irgendeine Haftung
für evtl. verbliebene fehlerhafte Angaben und deren Folgen.

© Diplomica Verlag GmbH
http://www.diplomica-verlag.de, Hamburg 2010
Printed in Germany

INHALTSVERZEICHNIS SEITE

ABBILDUNGSVERZEICHNIS I
TABELLENVERZEICHNIS III

1 EINLEITUNG 1

2 THEORETISCHER HINTERGRUND 2

2.1 Gesetzlicher Hintergrund der Salzreduktion in Brot und Kleingebäck 3

2.2 Zu Brot und Kleingebäck 6

2.2.1 Eigenschaften von Brot und Kleingebäck 6

2.2.2 Rohstoffeigenschaften 7

2.2.2.1 *Mahlerzeugnisse* 7

2.2.2.2 *Wasser* 9

2.2.2.3 *Kochsalz* 9

2.2.2.4 *Lockerungsmittel* 10

2.2.2.5 *Sauerteig* 11

2.2.3 Herstellung von Brot und Kleingebäck 13

2.2.3.1 *Kneten und Teigbildung* 15

2.2.3.2 *Gärführung* 18

2.2.3.3 *Backprozess* 19

3	**METHODIK**	**21**
3.1	Vorüberlegungen	21
3.2	Versuchsablauf	24
3.3	Geräte und Materialien	25
3.3.1	Teigbereitung	25
3.3.2	Gebäckherstellung	27
3.3.3	Volumenmessung	28
3.3.4	Na-Bestimmung	29
3.3.5	Sensorik-Test	30
3.4	Versuchsdurchführung	31
3.4.1	Teigbereitung	31
3.4.2	Gebäckherstellung	32
3.4.2.1	*Brote*	*32*
3.4.2.2	*Kleingebäck*	*33*
3.4.3	Volumenmessung	34
3.4.4	Natriumbestimmung	35
3.4.4.1	*Kalibrierstandards*	*36*
3.4.4.2	*Probenaufbereitung*	*37*
3.4.4.3	*Probenanalyse*	*38*
3.4.5	Sensorik-Test	39
3.5	Auswertung	40
3.5.1	Teig- und Gebäckbeurteilung	40
3.5.2	Volumenmessung	41
3.5.3	Na-Bestimmung	41
3.5.4	Sensorik-Test	43

4	**ERGEBNISSE**	**44**
4.1	Versuchsreihe 1-4 (Weizen-/Kaiserbrötchen)	44
4.2	Ergebnisse Versuchsreihe 5-8 (Mischbrot 50/50)	48
4.3	Ergebnisse Versuchsreihe 9-12 (Kartoffelbrot)	52
4.4	Ergebnisse Versuchsreihe 13-16 (Dinkelvollkorn)	56
4.5	Ergebnisse Versuchsreihe 17-20 (Mehrkornbrötchen)	60
5	**FAZIT**	**64**
6	**ZUSAMMENFASSUNG**	**66**
7	**SUMMARY**	**68**
8	**QUELLENVERZEICHNIS**	**70**
9	**ANHANG**	**72**

ABBILDUNGSVERZEICHNIS SEITE

Abbildung 1: Teige bzw. Brote ohne Salz, mit gewöhnlicher Menge Salz, mit doppelter Menge Salz (Quelle: Schünemann und Treu, 2003) _____ 9

Abbildung 2: Backhefe (Quelle: Schünemann und Treu, 2003) _____ 10

Abbildung 3: Reifer Sauerteig (Quelle: Schünemann und Treu, 2003) _____ 12

Abbildung 4: (Industrie-) Spiral-/Intensivkneter (Quelle: Schünemann und Treu, 2003) _____ 16

Abbildung 5: Zutaten im Knetkessel (Quelle: Schünemann und Treu, 2003) _____ 16

Abbildung 6: Roggenteig nach der Mischphase (Quelle: Schünemann und Treu, 2003) _____ 17

Abbildung 7: Fertig gekneteter Roggenteig (Quelle: Schünemann und Treu, 2003) _____ 17

Abbildung 8: Weizenteig nach der Mischphase (Quelle: Schünemann und Treu, 2003) _____ 17

Abbildung 9: Fertig gekneteter Weizenteig (Quelle: Schünemann und Treu, 2003) _____ 17

Abbildung 10: Rundwirken (Quelle: Schünemann und Treu, 2003) _____ 18

Abbildung 11: Aufarbeiten zu Langbrote (Quelle: Schünemann und Treu, 2003) _____ 18

Abbildung 12: Brot "schießen" (Quelle: Schünemann und Treu, 2003) _____ 19

Abbildung 13: fertiges Brot im Ofen (Quelle: Schünemann und Treu, 2003) _____ 19

Abbildung 14: Versuchsablauf zur Natriumreduzierung (Quelle: eigene Abbildung) _____ 24

Abbildung 15: Spiralkneter "Diosna" SP12F (Quelle: eigene Abbildung) _____ 25

Abbildung 16: Brötchenanlage von König (Quelle: eigene Abbildung _____ 27

Abbildung 17: MIWE condo (Quelle: eigene Abbildung) _____ 27

Abbildung 18: MIWE roll-in (Quelle: eigene Abbildung) _____ 28

Abbildung 19: Volumenmessgerät beim Scannen (das eingespannte Brot dreht sich; Quelle: eigene Abbildung) 28

Abbildung 20: Perkin Elmer AAS 2280 (Quelle: eigene Abbildung) _____ 29

Abbildung 21: Sensorikkabinen (Quelle: eigene Abbildung) _____ 30

Abbildung 22: Mittelgang mit Eingabetüren (Quelle: eigene Abbildung) _____ 30

Abbildung 23: trockener Weizenteig, feuchter Roggenteig (Quelle: Schünemann und Treu, 2003) _____ 31

Abbildung 24: Teigstücke rundwirken (Quelle: Schünemann und Treu, 2003) _____ 33

Abbildung 25: Brote (mit Schluss nach oben) in Brotkörbe (Quelle: Schünemann und Treu, 2003) _____ 33

Abbildung 26: 3-D Abbildungen eines Kartoffelbrotes (Quelle: eigene Abbildung) _____ 34

Abbildung 27: F-AAS; Perkin Elmer AAS 2280 (Quelle: eigene Abbildung) _____ 36

Abbildung 28: Kalibrierstandards in 25ml Messkolben (Quelle: eigene Abbildung) _____ 36

Abbildung 29: Ultra Turrax (Quelle: eigene Abbildung) _____ 37

Abbildung 30: Zentrifugiere Proben in Eppendorf-Tubes (Quelle: eigene Abbildung) _____ 37

Abbildung 31: AAS-Flamme ohne Probe (kein Natrium = blaue Flamme; Quelle: eigene Abbildung) _____ 38

Abbildung 32: AAS-Flamme mit Probe (Natrium = gelb/rote Flamme; Quelle: eigene Abbildung) _____ 38

Abbildung 33: Eichkurve für Na-Bestimmung (Quelle: eigene Abbildung) _____ 42

Abbildung 34: Hergestellte Kaiserbrötchen (Quelle: eigene Abbildung) _____ 44

Abbildung 35: Ergebnisse Volumenmessung Versuchsreihe 1-4 (Diagramm; Quelle: eigene Abbildung) _____ 45

Abbildung 36: Ergebnisse Na-Bestimmung Versuchsreihe 1-4 (Diagramm; Quelle: eigene Abbildung) _____ 47

Abbildung 37: Ergebnisse Sensorik-Test Versuchsreihe 1-4 (Diagramm; Quelle: eigene Abbildung) _____ 47

Abbildung 38: Hergestellte Mischbrote im Stikkenwagen (Quelle: eigene Abbildung) _____ 48

Abbildung 39: Ergebnisse Volumenmessung Versuchsreihe 5-8 (Diagramm; Quelle: eigene Abbildung) _____ 49

Abbildung 40: Ergebnisse Na-Bestimmung Versuchsreihe 5-8 (Diagramm; Quelle: eigene Abbildung) _____ 51

Abbildung 41: Ergebnisse Sensorik-Test Versuchsreihe 5-8 (Diagramm; Quelle: eigene Abbildung) _____ 51

Abbildung 42: Hergestellte Kartoffelbrote (Quelle: eigene Abbildung) _____ 52

Abbildung 43: Ergebnisse Volumenmessung Versuchsreihe 9-12 (Diagramm; Quelle: eigene Abbildung) _____ 53

Abbildung 44: Ergebnisse Na-Bestimmung Versuchsreihe 9-12 (Diagramm; Quelle: eigene Abbildung) _____ 55

Abbildung 45: Ergebnisse Sensorik-Test Versuchsreihe 9-12 (Diagramm; Quelle: eigene Abbildung) _____ 55

Abbildung 46: Hergestelltes Dinkelvollkornbrot (Quelle: eigene Abbildung) _____ 56

Abbildung 47: Ergebnisse Volumenmessung Versuchsreihe 13-16 (Diagramm; Quelle: eigene Abbildung) ____ 57

Abbildung 48: Ergebnisse Na-Bestimmung Versuchsreihe 13-16 (Diagramm; Quelle: eigene Abbildung) _____ 59

Abbildung 49: Ergebnisse Sensorik-Test Versuchsreihe 13-16 (Diagramm; Quelle: eigene Abbildung) _____ 59

Abbildung 50: Hergestellte Mehrkornbrötchen (Quelle: eigene Abbildung) _____ 60

Abbildung 51: Ergebnisse Volumenmessung Versuchsreihe 17-20 (Diagramm; Quelle: eigene Abbildung) ____ 61

Abbildung 52: Ergebnisse Na-Bestimmung Versuchsreihe 17-20 (Diagramm; Quelle: eigene Abbildung) _____ 63

Abbildung 53: Ergebnisse Sensorik-Test Versuchsreihe 17-20 (Diagramm; Quelle: eigene Abbildung) _____ 63

TABELLENVERZEICHNIS SEITE

Tabelle 1: Eigenschaften und Merkmale von Brot und Kleingebäck (Quelle: in Anlehnung Backmittelinstitut e.V., 1999) 7

Tabelle 2: Mehltypen von Weizen- und Roggenmehl nach DIN 10355 (Quelle: in Anlehnung Schünemann und Treu, 2003) 8

Tabelle 3: Wirkung von Salz auf Teig und Gebäck (Quelle: Schünemann und Treu, 2003) 9

Tabelle 4: Verwendete Hefemengen bei Brot und anderem Gebäck (Quelle: Belitz, Grosch, Schieberle, 2001) ... 11

Tabelle 5: Zeitaufwand verschiedener Sauerteigführungen (Quelle: Belitz, Grosch, Schieberle, 2001) 12

Tabelle 6: Beispiele für Knetbedingungen bei der Herstellung von Weißbrotteigen (Quelle: Belitz, Grosch, Schieberle, 2001) 15

Tabelle 7: gängige Beispiele für Backzeiten und Backtemperaturen (Quelle: Belitz, Grosch, Schieberle, 2001) ... 20

Tabelle 8: Stichworte/Aussagen für die Teig- und Gebäckbeurteilung 40

Tabelle 9: Absorbtionen der Kalibrierstandards (Quelle: eigene Tabelle) 41

Tabelle 10: Ergebnisse Volumenmessung Versuchsreihe 1-4 (Quelle: eigene Tabelle) 45

Tabelle 11: Ergebnisse Na-Bestimmung Versuchsreihe 1-4 (Quelle: eigene Tabelle) 46

Tabelle 12: Ergebnisse Sensorik-Test Versuchsreihe 1-4 (Quelle: eigene Tabelle) 46

Tabelle 13: Ergebnisse Volumenmessung Versuchsreihe 5-8 (Quelle: eigene Tabelle) 49

Tabelle 14: Ergebnisse Na-Bestimmung Versuchsreihe 5-8 (Quelle: eigene Tabelle) 50

Tabelle 15: Ergebnisse Sensorik-Test Versuchsreihe 5-8 (Quelle: eigene Tabelle) 50

Tabelle 16: Ergebnisse Volumenmessung Versuchsreihe 9-12 (Quelle: eigene Tabelle) 53

Tabelle 17: Ergebnisse Na-Bestimmung Versuchsreihe 9-12 (Quelle: eigene Tabelle) 54

Tabelle 18: Ergebnisse Sensorik-Test Versuchsreihe 9-12 (Quelle: eigene Tabelle) 54

Tabelle 19: Ergebnisse Volumenmessung Versuchsreihe 13-16 (Quelle: eigene Tabelle) 57

Tabelle 20: Ergebnisse Na-Bestimmung Versuchsreihe 13-16 (Quelle: eigene Tabelle) 58

Tabelle 21: Ergebnisse Sensorik-Test Versuchsreihe 13-16 (Quelle: eigene Tabelle) 58

Tabelle 22: Ergebnisse Volumenmessung Versuchsreihe 17-20 (Quelle: eigene Tabelle) 61

Tabelle 23: Ergebnisse Na-Bestimmung Versuchsreihe 17-20 (Quelle: eigene Tabelle) 62

Tabelle 24: Ergebnisse Sensorik-Test Versuchsreihe 17-20 (Quelle: eigene Tabelle) 62

Tabelle 25: Endergebnis und Fazit 65

1 Einleitung

Dieses Buch befasst sich mit der Theorie und Praxis einer Natriumreduzierung (Kochsalzreduzierung) bei Brot und Kleingebäck und wurde, was den praktischen Teil betrifft, mit der Unterstützung der „Uldo Backmittel GmbH" Neu-Ulm erstellt.

Zuerst wird das Gesundheitsrisiko einer erhöhten Kochsalzaufnahme und den Versuch der EU-Kommission, die eine Kochsalzreduzierung per Gesetz etablieren will, dargestellt. Darauf folgen die Eigenschaften von Brot und Kleingebäck, die Rohstoffkunde und die Theorie zur Brot- und Kleingebäckherstellung.

Anschließend werden in der Methodik die Vorüberlegungen - das Kernstück dieses Buches – erläutert. Darin wird beschrieben, wie und vor allem mit welcher Vorgehensweise eine Kochsalzreduzierung in Brot und Kleingebäck realisiert, akzeptiert bzw. fundiert und bewiesen werden kann. Der Versuchsaufbau und die verwendeten Materialien für die Versuchsdurchführung folgen im Anschluss. Die Methodik der Versuchsdurchführung gliedert sich dabei hauptsächlich in die Herstellung der Brote und Kleingebäcke und in die verschiedenen Verfahren bzw. Methoden zum Beweis und zur Akzeptanz einer Kochsalzreduzierung. Da die Auswertung der Versuchsdurchführungen sehr komplex ist, bedarf es anschließend noch ihrer Erläuterung.

Die Ergebnisse der verschiedenen Versuche werden detailliert dargestellt und diskutiert. Eine Zusammenfassung beendet die vorliegende Studie.

2 Theoretischer Hintergrund

Eine tägliche Zufuhr von ca. 1,5g Kochsalz ist aus ernährungsphysiologischen Gründen empfohlen, jedoch beträgt die tatsächlich durch die Nahrung aufgenommene Menge an Kochsalz in Europa, länderspezifisch und geschlechterabhängig, 7 bis 14g/Tag. Ein ständig ansteigender Konsum an verarbeiteten Lebensmitteln und veränderte Essgewohnheiten führen zu dieser hohen Aufnahme von Kochsalz. Dabei weisen verschiedene epidemiologische Studien darauf hin, dass es einen Zusammenhang zwischen zu hohem Kochsalzkonsum und Bluthochdruck gibt, und somit ein kardiovaskuläres Risiko für die gesamte Bevölkerung bestehen kann [Unbehend, Elbegzaya und Kuschmann, 2008].

2.1 Gesetzlicher Hintergrund der Salzreduktion in Brot und Kleingebäck

Anfang 2007 wurde die Verordnung (EG) Nr. 1924/2006 über nährwert- und gesundheitsbezogene Angaben über Lebensmittel im Amtsblatt der Europäischen Union (EU) veröffentlicht und trat ab dem 1. Juli 2007 in Kraft. Artikel 4 der Verordnung beinhaltet die Bedingung, dass Lebensmittel einem vorgegebenen Nährwertprofil entsprechen müssen, um mit nährwert- und gesundheitsbezogenen Aussagen beworben werden zu dürfen. Dabei versteht man unter einem Nährwertprofil die charakteristische Nährstoffzusammensetzung eines Lebensmittels, die künftig als Kriterium für die grundsätzliche Entscheidung entsprechend der Verordnung herangezogen wird, ob ein Lebensmittel mit einer nährwert- oder gesundheitsbezogene Aussage beworben werden darf [BfR, 2007].

„Nährwertbezogene Angaben sagen, welche Nähr- und Inhaltsstoffe in einem Lebensmittel in erhöhten oder verringerten Mengen vorhanden sind, oder sogar fehlen, wodurch die Wertigkeit des Lebensmittels in der Ernährung zunimmt. Beispiele sind „reich an Vitaminen", „wenig Fett", „ohne Zucker" [FAQ des BfR, 25. Mai 2007].

„Für gesundheitsbezogene Angaben wird häufig der englische Begriff „Health Claims" gebraucht. Health Claims sind Angaben auf Lebensmittelverpackungen oder -etiketten, in der Regel zu Werbezwecken. Sie weisen auf Beziehungen zwischen einem Lebensmittel bzw. einem seiner Bestandteile und der Gesundheit hin. Bereits jetzt findet man auf Lebensmitteln Angaben wie „Stärkt die natürlichen Abwehrkräfte des Körpers". Künftig dürfen Lebensmittelhersteller Health Claims nur verwenden, wenn sie auf einer EU-Positivliste aufgeführt sind und das Lebensmittel einem bestimmten Nährwertprofil entspricht. In dieser „Liste" werden zwei Arten von Health Claims aufgeführt: Es wird zum einen Aussagen zur physiologischen Funktion eines Nährstoffs geben, zum Beispiel „Calcium ist wichtig für gesunde Knochen". Zum zweiten wird es künftig Aussagen geben, die auf die Verminderung eines Krankheitsrisikos hinweisen, wie „Ausreichende Calcium-Zufuhr kann zur Verringerung des Osteoporose-Risikos beitragen". Für die Zulassung von Health Claims ist die europäische Kommission zuständig" [FAQ des BfR, 25. Mai 2007].

Die formulierten Anforderungen an Nährwertprofile sollen Verbraucher vor Irreführung schützen und sicher stellen, dass Lebensmittel, die mit positiven Gesundheitseffekten beworben werden, nicht gleichzeitig Nährstoffe enthalten, deren übermäßiger Verzehr mit chronischen Erkrankungen in Verbindung gebracht wird [BfR, 2007]. So soll auf dem „Verordnungswege" versucht werden, zum einen die Bürger zur bewussteren Auswahl der Lebensmittel anzuhalten und zum anderen die Hersteller zur Produktion von gewissermaßen „gesünderen" Nahrungsmitteln zu zwingen [ABZ, 03.12.2008]. Im Jahr 2005 erhielt das Bundesinstitut für Risikobewertung (BfR) als wissenschaftlicher Berater der Bundesregierung den Auftrag, allgemeine Prinzipien und Vorschläge für die Erarbeitung von Nährwertprofilen zu formulieren. Das erarbeitete Positionspapier [Anlage 1] ist das Ergebnis intensiver Diskussionen und der Zusammenarbeit von anerkannten nationalen Experten und Wissenschaftlern des BfR [BfR, 2007]. Dabei hat sich, speziell für die Backwarenbranche, in den letzten Monaten die „Disqualifikation des Natrium" herauskristallisiert und eine regelrechte „Kochsalzdiskussion" entfacht.

Da vor allem über den Verzehr von Brot und Kleingebäck 25-45% der täglichen Kochsalzmenge aufgenommen wird und sehr viele Backwaren mit z.B. „reich an Ballaststoffen" usw. beworben werden, bedarf es besonderes in diesem Produktbereich einer Regulierung [Unbehend, Elbegzaya und Kuschmann, 2008]. Für Getreideerzeugnisse einschließlich Brot und Kleingebäck wird ein Natriumgehalt von 400 mg/100 g fertigem Brot vorgeschlagen. Das entspricht, bei einem durchschnittlichen Wassergehalt, der Salzmenge von 1,016 g/100 g fertigem Brot und liegt damit deutlich unter dem durchschnittlichen, üblichen Salzgehalt von Brot und Kleingebäck [ABZ, 03.12.2008]. Dieses gesamte Vorhaben im Zusammenhang mit den Nährwertprofilen wurde nun allerdings auf Herbst 2009 verschoben[1] [Backwelt, 18.03.2009].

---

[1] „Auszeit für Nährwertkennzeichnung und Salzdebatte:
Die Beratungen des Europaparlaments über die neue Verordnung zur Lebensmittelinformation wurden durch die Entscheidung des Umweltausschusses auf den Herbst verschoben. Das Parlament sah sich außerstande, bis zur Europawahl über 1.200 Änderungsanträge zu beraten. Damit sind bis nach der Europawahl auch die erweiterten Nährwertkennzeichnungen auf Eis gelegt und damit auch erst einmal die Diskussion um den Salzgehalt des Brotes, der möglicherweise einer Auslobung als gesundes Lebensmittel im Wege steht" [Backwelt, 18.03.2009].

2.2 Zu Brot und Kleingebäck

Einführend werden die Eigenschaften, die Rohstoffeigenschaften und die Herstellung zu Brot und Kleingebäck dargestellt.

2.2.1 Eigenschaften von Brot und Kleingebäck

Brot und Kleingebäck wird aus Mahlerzeugnissen des Weizens, Roggens, Dinkels und in geringem Umfang auch aus anderen Getreidearten unter Zusatz von Wasser, Kochsalz, Lockerungsmittel und gegebenenfalls weiteren Stoffen (Fett, Milch, Zucker, Eier u.a.) hergestellt. Die eindeutige Einteilung und die Beurteilungsmerkmale von Brot und Kleingebäck unter den Backwaren sind dabei genau in den „Leitsätzen für Brot und Kleingebäck" [Anlage 2] geregelt. Es muss ganz oder überwiegend aus Getreidemahlerzeugnissen hergestellt sein und einen mittleren Wassergehalt (15%) besitzen. Zusätze von Zucker und/oder Fett dürfen insgesamt nicht mehr als 10% betragen. Kleingebäck unterscheidet sich vom Brot allein durch Größe, Form und Gewicht [Belitz, Grosch, Schieberle, 2001; Leitsätze für Brot und Kleingebäck, 19. 10. 1993]. Somit gelten bei Brot und Kleingebäck dieselben Gebäckeigenschaften und –Merkmale (Tab. 1) als maßgebend [Backmittelinstitut e.V., 1999], nämlich:

Tabelle 1: Eigenschaften und Merkmale von Brot und Kleingebäck (Quelle: in Anlehnung Backmittelinstitut e.V., 1999)

- Oberflächenbeschaffenheit (Krustenbräunung, Rösche)	- Volumen
	- Krumenelastizität
- Schnittfestigkeit	- Bestreichbarkeit
- Kaueigenschaften	- Geschmack
- Porung	- Frischhaltung

2.2.2 Rohstoffeigenschaften

Nachfolgend werden die Grundrohstoffe und deren Eigenschaften für Brot und Kleingebäck beschrieben.

2.2.2.1 Mahlerzeugnisse

Der Begriff Mahlerzeugnisse im engeren Sinne bezeichnet das durch das Mahlen von Getreidekörnern entstehende Produkt. Mahlerzeugnisse oder auch Mehle genannt werden aus den Getreidesorten Weizen, Dinkel, Roggen, Hafer, Gerste, Hirse, Mais und Reis gewonnen. Allein backfähig – also zur Broterstellung geeignet – sind jedoch nur die Mehle aus Weizen, Dinkel und Roggen (Brotgetreide) [Anlage 2]. Die Ermittlung der Type bzw. Helligkeit erfolgt durch die Bestimmung des Mineralstoffgehaltes. Niedrige Mehl-Typen wie 405 sind – mit geringem Mineralstoffgehalt – sehr hell, hohe Typen wie 1800 sehr dunkel und reich an Mineralstoffen (Tab. 2). Die Typenzahl bezeichnet hierbei den Mineralstoffgehalt in Gramm pro 100 Kilogramm wasserfreiem Mehl [Schünemann und Treu, 2003].

Tabelle 2: Mehltypen von Weizen- und Roggenmehl nach DIN 10355 (Quelle: in Anlehnung Schünemann und Treu, 2003)

Mehltype	Backeigenschaften
Weizenmehl	
Type 405	bevorzugtes Haushaltsmehl, gute Backeigenschaften
Type 550	backstark für feinporige Teige und als Vielzweckmehl verwendbar
Type 812	für helle Mischbrote
Type 1050	für Mischbrote oder herzhafte Backwaren im Haushalt
Type 1600	für dunkle Mischbrote
Weizenbackschrot Type 1700	ohne Keimling
Roggenmehl	
Type 815	nur seltene Verwendung, meist in Süddeutschland, für helle Roggenbrote
Type 997	für Mischbrote, regional unterschiedlich verbreitet
Type 1150	für Mischbrote, regional unterschiedlich verbreitet
Type 1370	typisches „Bäckermehl" für herzhafte Roggen- und Roggenmischbrote
Type 1740	typisches „Bäckermehl" für herzhafte Roggen- und Roggenmischbrote
Roggenbackschrot Type 1800	ohne Keimling

2.2.2.2 Wasser

Wasser dient bei der Brot und Kleingebäck Herstellung grundsätzlich und überwiegend der Verbindung, Verteilung und Homogenisierung der trockenen Zutaten. Dabei beschreibt die Teigausbeute (TA) eines Rezeptes das Verhältnis von Wasser in Liter zu 100 kg Mehl und lässt damit Rückschlüsse auf die Festigkeit des Teiges zu.

Beispiel: TA 170 = 70 l Wasser auf 100 kg Mehl

Während des Backprozesses verliert das Brot und Kleingebäck 10-20% an Gewicht durch Wasserverdampfung [Schünemann und Treu, 2003].

2.2.2.3 Kochsalz

Der Zusatz von 1-2% Kochsalz auf die Gesamtmehlmenge hat, entgegen den ernährungswissenschaftlichen Empfehlungen, eine große Bedeutung für die Herstellung von Brot und Kleingebäck (Abb. 1).

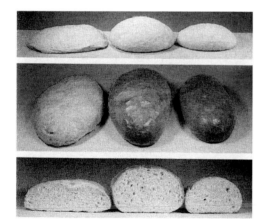

Abbildung 1: Teige bzw. Brote ohne Salz, mit gewöhnlicher Menge Salz, mit doppelter Menge Salz (Quelle: Schünemann und Treu,

Tabelle 3: Wirkung von Salz auf Teig und Gebäck (Quelle: Schünemann und Treu, 2003)

Wirkung von Salz auf den Teig	Wirkung von Salz auf die Backwaren
Salz hemmt die Hefegärung, da es durch die Wasser anziehende Eigenschaft den Hefezellen Wasser entzieht.	stärkere Krustenbräunung Durch die gärhemmende Wirkung wird der Zucker im Teig nicht vollständig vergoren. Der Restzucker bräunt beim Backen die Kruste stärker.
Salz stärkt den Kleber, da es das Klebereiweiß quellfähiger macht. Dadurch wird das Gashaltevermögen des Klebers im Teig verbessert. Teiglinge erreichen deshalb einen schönen Stand und besitzen eine hohe Gärtoleranz (sie vergären nicht so schnell).	Durch den gestärkten, elastischen Kleber erhält das Gebäck • eine gleichmäßige Porung und somit eine feine, elastische Krume, • eine schöne Gebäckform, • ein großes Gebäckvolumen.

Zum einen dient es zur Abrundung des Geschmacks, zum anderen bringt es Eigenschaften wie Erhöhung der Teigstabilität und Hemmung der Hefeaktivität (Tab. 3) mit sich, die technologisch von großer Bedeutung sind [Schünemann und Treu, 2003].

2.2.2.4 Lockerungsmittel

Teige, die nur aus Mehl und Wasser bestehen, ergeben ein dichtes Fladengebäck. Brot und Kleingebäck mit poröser Krume erfordern eine Lockerung des Teiges mit Hefe (Tab. 4) und/oder Sauerteig [Schünemann und Treu, 2003].

Für Backhefe (Abb. 2) werden dabei bevorzugt Hefen der Gattung *Saccharomyces cerevisiae* eingesetzt, die metabolisch bei 28-32°C Saccharose abbauen. Neben der Bildung von CO_2 und Ethanol, die den Teig lockern, entstehen bei dieser Gärung auch eine Reihe von Aromastoffen [Belitz, Grosch, Schieberle, 2001].

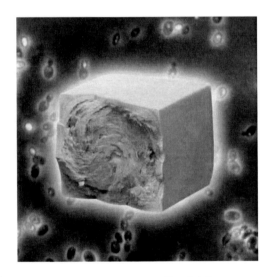

Abbildung 2: Backhefe (Quelle: Schünemann und Treu, 2003)

Tabelle 4: Verwendete Hefemengen bei Brot und anderem Gebäck (Quelle: Belitz, Grosch, Schieberle, 2001)

Gebäck	Hefemenge[2] (%)
Roggenbrot	0,5-1,5
Roggenmischbrot	1,0-2,0
Weizenmischbrot	1,5-2,5
Weizenbrot	2,0-4,0
Stuten	4,0-6,0
Zwieback	6,0-10,0

Bei der Sauerteigherstellung werden ebenfalls Hefen (*Saccharomyces cerevisiae, Saccharomyces minor* u.a.), die in erster Linie für die Teiglockerung verantwortlich sind, und eine kompliziert zusammengesetzte Bakterienflora, in der die Milchsäurebildner *Lactobac. plantarum, Lactobac. San Francisco* und *Lactobac. brevis* dominieren, vermehrt [Belitz, Grosch, Schieberle, 2001].

2.2.2.5 Sauerteig

Roggenmehl wird nur durch Säuerung (Absenken des pH aus 4,0-4,3) backfähig. Dabei entstehen auch über enzymatische Prozesse Geruchs- und Geschmacksstoffe, die für Roggenbrot und -kleingebäck charakteristisch sind. Sauerteig (Abb. 3) kann nach verschiedenen Techniken (Tab. 5) hergestellt oder „geführt" werden, die sich erheblich im Zeitbedarf unterscheiden (Tab. 5) [Belitz, Grosch, Schieberle, 2001].

---

[2] Bezogen auf die Mehlmenge

Tabelle 5: Zeitaufwand verschiedener Sauerteigführungen (Quelle: Belitz, Grosch, Schieberle, 2001)

Führung	Stufen	Reifezeit (h)
Detmolder Dreistufenführung	3	24-33
Detmolder Zweistufenführung	2	18-28
Detmolder Einstufenführung	1	15-24
Monheimer Salzsauer	1	18-48
Isernhäger Verfahren	1	40-50
Panettone	1 bis 5	24-144
San Francisco Sauerteigführung	2	13-16

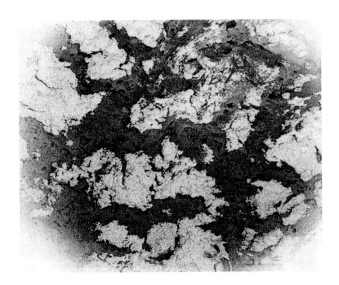

Abbildung 3: Reifer Sauerteig (Quelle: Schünemann und Treu, 2003)

2.2.3 Herstellung von Brot und Kleingebäck

Die backtechnischen Eigenschaften der Brotgetreideerzeugnisse (Mahlerzeugnisse, Mehle, etc.) werden erst nach Zugabe von Flüssigkeit, Triebmittel und anderen Stoffen durch die technische Bearbeitung – Mischen, Kneten, Formen, Gären und Backen – zur Wirkung gebracht. Die dem Getreide innewohnenden backtechnischen Eigenschaften, und seien sie noch so gut, müssen im technischen Prozess realisiert werden. Dies erfolgt durch Einbringung von mechanischer und thermischer Energie sowie durch die stoffliche Beeinflussung der Getreidemahlprodukte während des Herstellungsprozesses mittels der Rezepturbestandteile Flüssigkeit, Triebmittel und Salz. Alle Brot und Kleingebäcke werden nach dem gleichen Verfahrensschema hergestellt:

- ✓ Mischen der Mahlerzeugnisse mit Flüssigkeit und anderen Rohstoffen
- ✓ Herstellen eines Teiges durch Kneten
- ✓ Lockerung des Teiges durch Gase
- ✓ Thermische Umwandlung des Teiges in eine feste Backware, die nach dem Abkühlen schneid-, bestreich und kaubar ist.

Die Verfahren zur Herstellung von Brot und Kleingebäck sind empirisch entstanden. Die Kunst des Bäckers war und ist es noch heute, aus dem für den Verzehr wenig attraktiven Getreidekorn bzw. seines Mahlproduktes, schmackhafte, gut verdauliche und vielseitig verwendbare und mit anderen Lebensmitteln kombinierbare Backwaren herzustellen. In den vergangenen Jahrzehnten sind, um die Forderungen des Verbrauchers nach Vielfalt und Qualität des Backwarensortiments zu erfüllen, neue Arbeitsweisen bei der Herstellung von Brot und Kleingebäck eingeführt worden. Die Produktion wurde mechanisiert und automatisiert.

Nach der Einführung von Schnellknetern – heute werden vor allem Spiralkneter verwendet – haben kontinuierlich arbeitenden Teigteil- und Wirkmaschinen sowie Gärschränke mit z.B. Stüpfelstationen für Kleingebäck Eingang in die Produktion gefunden. Vollautomatische Aufarbeitungsanlagen stellen große Anforderungen an die zu verarbeitenden Teige. Die Teige müssen sich störungsfrei verarbeiten lassen, dürfen nicht an den Maschinenteilen kleben und müssen den mechanischen Belastungen, die den Teiglingen beim Ab- und Umsetzen unterworfen sind, widerstehen. Auch die Verfahrensschritte Gären und Backen, die früher zeitlich ohne Unterbrechung ablaufen mussten, können heute mit dem Verfahren der Gärunterbrechung/-verzögerung durch Kühlen oder Gefrieren getrennt werden und stellen somit hohe Anforderungen an die Stabilität der Teiglinge. Die Absenkung der Temperatur und das Wiedererwärmen belastet die Teiglinge und führt zu beträchtlichen Volumeneinbußen, die nur durch Verwendung von für dieses Verfahren eigens entwickelten Backmittel verhindert werden können. Doch so ist es heutzutage möglich, dass es in Zeiten geringen Arbeitsanfalls in der Bäckerei, z.B. am Nachmittag, die Teiglinge herzustellen und diese erst am darauffolgenden Tag zu backen [Backmittelinstitut e.V., 1999].

2.2.3.1 Kneten und Teigbildung

Kennzeichnend für den Knetprozess sind folgende Phasen: Mischen (Abb. 6 und Abb. 8) der Rohstoffe und Zutaten (Abb. 5) und Teigbildung. Knetenergie, Teigeigenschaften und Gebäckvolumen hängen dabei zusammen. Für jeden Teig durchläuft das Gebäckvolumen in Abhängigkeit von der zugeführten Knetenergie ein Maximum. Geht die Knetung über das Maximum hinaus, so wird der Teig feuchter, beginnt an der Wand des Knetbottichs zu kleben und sein Gashaltevermögen lässt nach. Weizenmehle benötigen zur Teigbildung etwa doppelt so lange Knetzeiten wie Roggenmehle. Die zum Kneten verwendeten Maschinen werden nach der Knetdauer in Schnell-, Intensiv- (Abb. 4) und Hochleistungskneter oder Mixer eingeteilt (Tab. 6). Mit zunehmender Knetgeschwindigkeit steigt die Teigtemperatur (Tab. 6), die gegebenenfalls durch Kühlung mit Eis anstatt Flüssigkeit auf 20-30°C für Kleingebäck bzw. 26-33°C für Brot gehalten werden muss.

Tabelle 6: Beispiele für Knetbedingungen bei der Herstellung von Weißbrotteigen (Quelle: Belitz, Grosch, Schieberle, 2001)

Kneter	Drehzahl (U/min)	Knetzeit (min)	Teigerwärmung[3] (°C)
Schnellkneter	60-75	20	2
Intensivkneter	120-180	10	5
Hochleistungskneter	450	3-5	7
Mixer (langsam)	1440	1	9
Mixer (schnell)	2900	0,75	14

[3] Während der Knetzeit

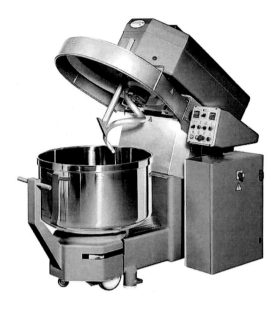
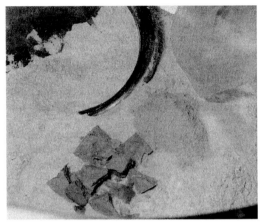

Abbildung 4: (Industrie-) Spiral-/Intensivkneter (Quelle: Schünemann und Treu, 2003)

Abbildung 5: Zutaten im Knetkessel (Quelle: Schünemann und Treu, 2003)

Vom Mixer wird der Teig weniger geknetet, sondern eher zerrissen und zerschnitten. Dies kann sich negativ auf die Teigstabilität auswirken, so dass mit solchen Teigen zwar Kastenbrote (hier wird der Teig durch die Form abgestützt), aber keine frei geschobenen Brote hergestellt werden können.

Die Teigbildung ist bei allen Geräten ungefähr dieselbe: Die einzelnen Mehlpartikel bestehen aus einer schwammartigen Proteinmatrix, in die Stärke eingelagert ist. Nach Flüssigkeitszugabe wird das Matrixprotein klebrig und bewirkt, dass die Mehlpartikel, befördert durch die Knetung, zu einer kontinuierlichen Struktur zusammenhaften. Gleichzeitig wird die Proteinmatrix gedehnt und an den Verzweigungspunkten der Stränge kommt es zur Bildung von Proteinfilmen, die in einem optimal gekneteten Teig (Abb. 7 und Abb. 9) das vorherrschende Strukturelement sind und zum positiven Gashaltevermögen beitragen.

Bei weiterem Kneten perforieren die Filme zunehmend unter Bildung von kurzen, unregelmäßigen Proteinsträngen, die für einen überkneteten Teig charakteristisch sind [Belitz, Grosch, Schieberle, 2001].

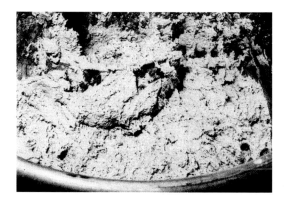

Abbildung 6: Roggenteig nach der Mischphase
(Quelle: Schünemann und Treu, 2003)

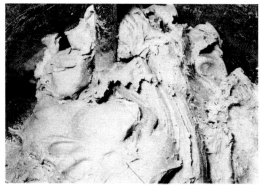

Abbildung 7: Fertig gekneteter Roggenteig
(Quelle: Schünemann und Treu, 2003)

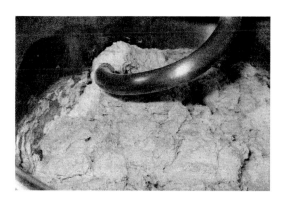

Abbildung 8: Weizenteig nach der Mischphase
(Quelle: Schünemann und Treu, 2003)

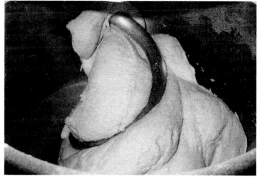

Abbildung 9: Fertig gekneteter Weizenteig
(Quelle: Schünemann und Treu, 2003)

2.2.3.2 Gärführung

Zur Entwicklung des Triebes durchlaufen biologisch gelockerte Teige mehrere Gärstufen. Nach der ersten Gare wird der Teig portioniert und die einzelnen Stücke gewirkt[4] (Abb. 10). Auf eine kurze Zwischengare folgen Formgebung (Abb. 11) und Stückgare. Im Ofen wird das Teigstück dann auf das Endvolumen hochgetrieben (Ofentrieb). Die Dauer der Gare ist variierbar und unterschiedlich. Sie hängt von der Mehlsorte, den Zutaten, der Triebmittelkonzentration und der Ofentemperatur ab. Die Beschaffenheit des Mehles bestimmt die Gärtoleranz, d.h. die Zeit nach der die Gare frühestens oder spätestens abgebrochen und das Teigstück in den Ofen geschoben werden muss.

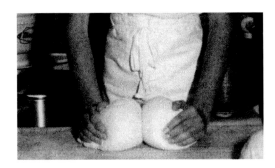

Abbildung 10: Rundwirken (Quelle: Schünemann und Treu, 2003)

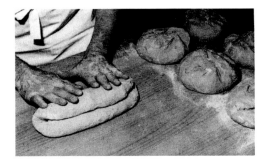

Abbildung 11: Aufarbeiten zu Langbrote (Quelle: Schünemann und Treu, 2003)

Die während der Teigbearbeitung erforderlichen Ruhezeiten (Zwischen- und Endgare) werden bei kontinuierlich arbeitenden Backstraßen in klimatisierten Gärräumen realisiert, durch welche die Teigstücke auf Gärgehängen ruhend mit definierter Geschwindigkeit gefördert werden [Belitz, Grosch, Schieberle, 2001].

---

[4] Wirken = Die portionierten Teigstücke werden in kreisenden Bewegungen rundgeknetet. Hierdurch wird eine Porenvermehrung erreicht, die der Teigstabilität zugute kommt. Desweiteren kann das durch die Gärung entstandene Kohlenstoffdioxid aus dem Teig entweichen und neuer Sauerstoff eingearbeitet werden. Dieser wird von der Hefe für ihre weitere Aktivität gebraucht.

2.2.3.3 Backprozess

In Tabelle 7 sind für einige Gebäckarten die Ofentemperaturen und Backzeiten zusammengestellt. Davon mitunter abweichend werden Roggen- und Roggenmischbrote bei hoher Temperatur kurz vorgebacken (Abb. 12), d.h. 2-3 min. bei bis zu 400°C, und dann bei 200-260°C nachgebacken. Die äußere Schicht der Teigstücke (Kruste) erreicht beim Backen eine Temperatur von etwa 120°C. Im Innern des Brot und Kleingebäcks (Krume) wird gegen Ende der Backzeit (Abb. 13), je nach Stabilität der Kruste eine Temperatur von 98-106°C erreicht. Das beim Anteigen zugesetzte Wasser verdampft nur im Krustenbereich. Durch Diffusion des Wassers ins Innere des Brotes oder Kleingebäcks kann der Wassergehalt in der frischen Krume sogar etwas höher als im Teig sein. Durch Schwadengabe nach dem Einschießen des Brotes oder Kleingebäcks in den Ofen wird die Wasserdampfkonzentration im Ofen reguliert, welche ebenfalls einen Einfluss auf das Backergebnis hat [Belitz, Grosch, Schieberle, 2001].

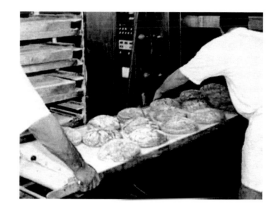

Abbildung 13: Brot "schießen" (Quelle: Schünemann und Treu, 2003)

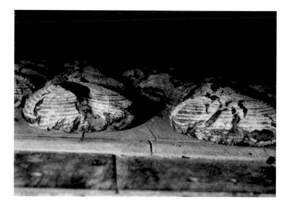

Abbildung 12: fertiges Brot im Ofen (Quelle: Schünemann und Treu, 2003)

Tabelle 7: gängige Beispiele für Backzeiten und Backtemperaturen (Quelle: Belitz, Grosch, Schieberle, 2001)

Backware	Gewicht (g)[5]	Backzeit (min)	Ofentemperatur (°C)
Kleingebäck	45	18-20	250-240
Weizenbrot, freigeschoben	500	25-30	240-230
Weizenbrot, Kasten	500	35-40	240-230
Weizenbrot, freigeschoben	1000	40-50	240-220
Roggenmischbrot, freigeschoben	1500	55-65	250-200
Roggenbrot, freigeschoben	1500	60-70	260-200
Pumpernickel, Kasten	3000	16-24 h.	180-100

---

[5] Nach dem Backen

3 Methodik

Nachfolgend werden die Vorüberlegungen, der Versuchsaufbau, die verwendeten Geräte und Materialien, die Versuchsdurchführung und die Auswertung beschrieben und erläutert.

3.1 Vorüberlegungen

Wie in Punkt 2.1 erwähnt wird ein Wert von 400mg Natrium/100g Brot oder Kleingebäck angestrebt. Das entspricht etwa 1,016g[6] Kochsalz. Um diese Werte zu erreichen bedarf es, je nach Art des Brot oder Kleingebäcks, einer Kochsalz- oder Natriumreduzierung um 20-35%.

Diese Reduzierung kann nur praktisch durch Herstellen verschiedener Brot und Kleingebäcke durchgeführt werden, welche als erstes nach verschiedenen Kriterien wie folgt ausgesucht wurden:

Kaiserbrötchen:
100% Weizenmehl; Standardkleingebäck in Bäckereien.

Roggenmischbrot:
50% Roggenmehl, 50% Weizenmehl; Standardbrot in Bäckereien.

Mehrkornbrötchen:
Durch Mehrkorn-/Saatenvielfalt und Röstmalz wird der Geschmack dieses Kleingebäcks nicht nur durch die Zugabe von Kochsalz bestimmt = guter Ansatz für eine (verstärkte) Reduzierung.

---

[6] Aus dem Atomgewicht berechnet: 100% Kochsalz (NaCl) = 39,34% Na + 60,66% Cl

Kartoffelbrot:
Weizenmisch-Kartoffelbrot mit Röstmalz. Der Geschmack dieses Brotes wird nicht nur durch die Zugabe von Kochsalz bestimmt = guter Ansatz für eine (verstärkte) Reduzierung.

Dinkelvollkornbrot:
100% Dinkelvollkornmehl mit Sonnenblumenkerne im Kasten gebacken; der Geschmack dieses Brotes wird nicht nur durch die Zugabe von Kochsalz bestimmt = guter Ansatz für eine (verstärkte) Reduzierung.

Nach dieser Auswahl wurden anschließend die Orginalrezepturen[7] für das Brot und Kleingebäck herangezogen. Für nachvollziehbare Ergebnisse und Bedingungen musste in den folgenden Versuchsreihen der Kochsalzanteil kontinuierlich gesenkt werden. Dies geschah in 3 Stufen um 16,66%, 33,33% und 50% (siehe 4.1 – 4.5).

Um einem „Geschmacksverlust" bei einer Kochsalzreduzierung entgegen zu wirken, mussten andere Stoffe gefunden werden, die diesen evtl. ausgleichen könnten. Somit wurden „Salzersatzstoffe" der Hersteller Dr. Lohmann [Anlage 5], ESCO [Anlage 6] und Symrise [Anlage 7] herangezogen. Die reduzierte Menge an Kochsalz der verschiedenen Versuchsreihen (3 Stufen) wurde jeweils durch diese ersetzt (siehe 4.1 – 4.5).

Für die Dokumentation wurden die einzelnen Teige und entstandenen Gebäcke während und nach jeder Versuchsreihe einer Beurteilung unterzogen (siehe 3.5.1).

---

[7] der Uldo-Backmittel GmbH, Neu-Ulm

Um qualitativ hochwertige und genaue Ergebnisse in dem Beurteilungspunkt „Volumen" zu erhalten, wurde nach jeder Versuchsreihe eine Volumenmessung durchgeführt.

Um zu dem sicherzustellen, dass nach der Reduzierung des Kochsalzes und evtl. einer Substitution eines Salzersatzstoffes der möglicherweise bald vorgeschriebene Grenzwert von 400mg/100g fertigem Brot und Kleingebäck nicht überschritten wird, wurde festgelegt, zusätzlich eine quantitative elementare Natrium-Bestimmung mittels Flammen-Atomabsorptionsspektrometrie (F-AAS) für jede Versuchsreihe durchzuführen.

Zum Schluss musste noch erfasst werden, ob einige einzelne, ausgewählte Versuche (Backwaren) mit gering verändertem oder substituiertem Kochsalzanteil immer noch geschmacklich den Anforderungen der Konsumenten entsprechen. Dies geschah mit Hilfe eines geprüften Sensorikpanels und den ausgewählten Backwaren.

3.2 Versuchsablauf

Abbildung 14 stellt den Versuchsablauf schematisch dar.

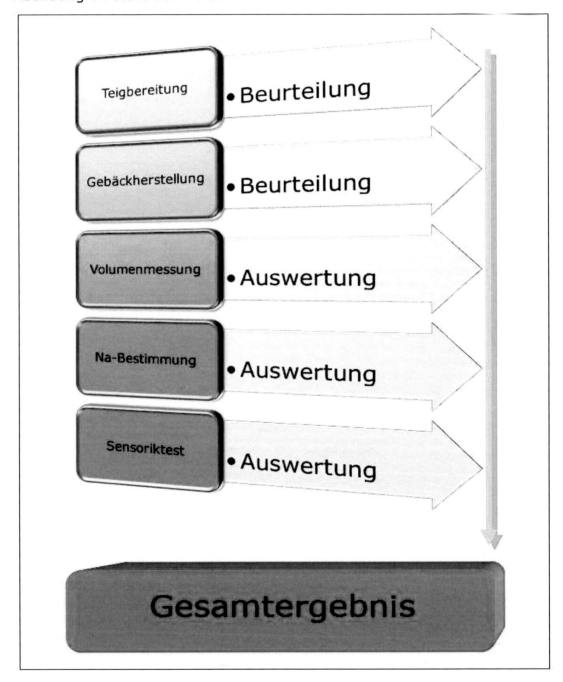

Abbildung 14: Versuchsablauf zur Natriumreduzierung (Quelle: eigene Abbildung)

3.3 Geräte und Materialien

Nachfolgend werden alle Geräte und Materialien für die einzelnen Versuch aufgeführt.

3.3.1 Teigbereitung

Für die Teigbereitung wurden verwendet:

- Große Waage: „ADE", AHW (1g Auflösung)
- Spatel
- Analyse Waage: „Sartorius", TF 153S-DS
- Teigspiralkneter: „Diosna", SP12F (Abb.15)
- Mehlschaufel
- Schüsseln
- Teighorn
- Messbecher
- Thermometer: „Testo", Digitalthermometer
- Stoppuhr
- Weizenmehl Type 550
- Roggenmehl Type 1150
- Dinkelvollkornmehl
- Wasser
- Hefe

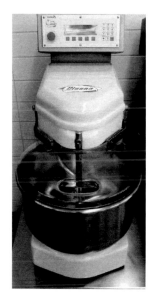

Abbildung 15:
Spiralkneter "Diosna"
SP12F (Quelle: eigene Abbildung)

- ✓ „Uldo", Weizenbrötchenbackmittel
- ✓ „Uldo", Teigsäuerungsmittel
- ✓ „Uldo", Dinkelvollkornbrot Mix (Spezialmischung ohne Kochsalz)
- ✓ „Uldo", Kartoffelbrot Mix (Spezialmischung ohne Kochsalz)
- ✓ „Uldo", Mehrkornbrötchen Mix (Spezialmischung ohne Kochsalz)
- ✓ Kochsalz (Lieferant: „Böck")
- ✓ Salzersatzstoff: Loma-Salt RS 50 Classic (Hersteller: „Dr. Lohmann") [Anlage 5]
- ✓ Salzersatzstoff: ESCO Balancen Salt (Hersteller: „ESCO") [Anlage 6]
- ✓ Salz Verstärker Aroma: SY00383453 (Hersteller: „Symrise") [Anlage 7]

3.3.2 Gebäckherstellung

Für die Gebäckherstellung wurden verwendet:

- ✓ Brötchenanlage: „König", Mini Rex Futura (Kopfmaschine) + Laurin (Brötchenstraße; Abb. 16)
- ✓ Teighorn
- ✓ Holzdiehlen mit Tüchern
- ✓ Div. Backbleche
- ✓ Brotkörbe
- ✓ Kastenformen
- ✓ Befeuchtetes Tuch
- ✓ Stikkenwaagen
- ✓ Gärraum: „Miwe", MGT
- ✓ Große Waage: „ADE", AHW (1g Auflösung)
- ✓ Messer
- ✓ Igel-Roller
- ✓ Abzugsapparat
- ✓ Etagenofen: „Miwe", condo: co 4 0608 (Abb. 17)
- ✓ Trennwachs

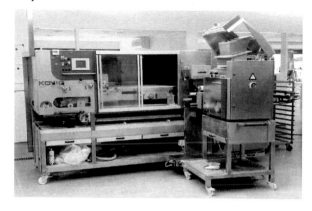

Abbildung 16: Brötchenanlage von König (Quelle: eigene Abbildung)

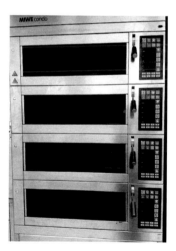

Abbildung 17: MIWE condo (Quelle: eigene Abbildung)

- ✓ Stikkenofen: „Miwe", roll-in: RI 1 0608-TL (Abb. 18)
- ✓ Weizenmehl Type 550
- ✓ Roggenmehl Type 1150
- ✓ Wasser
- ✓ Kartoffelflocken
- ✓ Sonnenblumenkerne
- ✓ Saatenmix: Leinsamen, Sesam, Haferflocken, Sonnenblumenkerne

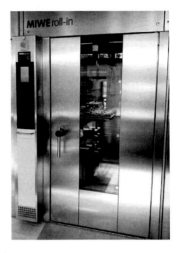

Abbildung 18: MIWE roll-in (Quelle: eigene Abbildung)

3.3.3 Volumenmessung

Die Volumenmessung wurde durchgeführt mit:

- ✓ Volumenmessgerät mit Software: BVM-L370LC, TexVol Instruments, Schweden (Abb. 19)
- ✓ Desktop-PC

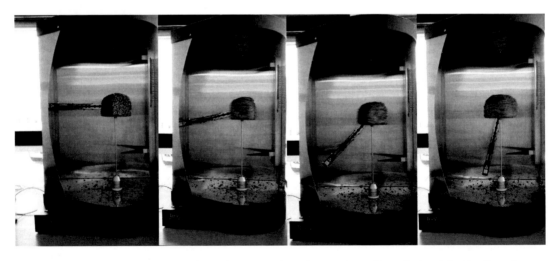

Abbildung 19: Volumenmessgerät beim Scannen (das eingespannte Brot dreht sich; Quelle: eigene Abbildung)

3.3.4 Na-Bestimmung

Die Natrium-Bestimmung wurde durchgeführt mit:

- ✓ Flammen Atomabsorbtionsspektrometer: „Perkin Elmer", AAS 2280 (Abb. 20)
- ✓ „Perkin Elmer", Natrium-Hohlkathodenlampe M-1149 (Na-HKL)
- ✓ Waage: „Mettler", PM34-K DeltaRange (0,1g Auflösung)
- ✓ Waage: „Mettler", AE160 (0,1mg Auflösung)
- ✓ Zentrifuge: „Hettich", Mikro 20
- ✓ Ultra Turrax: „Janke & Kunkel", T25
- ✓ 1,5ml Eppendorf-Tubes
- ✓ Eppendorf-Pipetten (20µl - 5000ml)
- ✓ Messkolben (25, 50 und 100ml)
- ✓ 50ml Messzylinder
- ✓ Spritzflaschen
- ✓ Reinstwasser
- ✓ NaCl: Molare Masse = 58,442 g·mol^{-1}
- ✓ Salzersatzstoff: Loma-Salt RS 50 Classic (Hersteller: „Dr. Lohmann") [Anlage 5]
- ✓ Salzersatzstoff: ESCO Balance Salt (Hersteller: „ESCO") [Anlage 6]
- ✓ Salz Verstärker Aroma: SY00383453 (Hersteller: „Symrise") [Anlage 7]

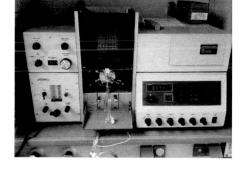

Abbildung 20: Perkin Elmer AAS 2280 (Quelle: eigene Abbildung)

3.3.5 Sensorik-Test

Der Sensorik-Test fand in einem Sensoriklabor (Abb. 21 und 22) statt und wurde durchgeführt mit:

- ✓ Probenbecher
- ✓ Trinkbecher
- ✓ Tabletts
- ✓ Fragebogen
- ✓ Stilles Mineralwasser
- ✓ Salzersatzstoff: Loma-Salt RS 50 Classic (Hersteller: „Dr. Lohmann") [Anlage 5]
- ✓ Salzersatzstoff: ESCO Balance Salt (Hersteller: „ESCO") [Anlage 6]

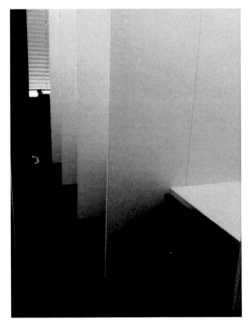 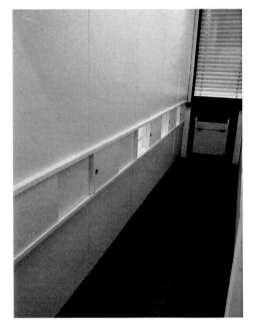

Abbildung 21: Sensorikkabinen (Quelle: eigene Abbildung)

Abbildung 22: Mittelgang mit Eingabetüren (Quelle: eigene Abbildung)

3.4 Versuchsdurchführung

Nachfolgend werden die einzelnen Versuchsdurchführungen erläutert.

3.4.1 Teigbereitung

Für alle ausgewählten Brot und Kleingebäcke – Roggenmischbrot, Kartoffelbrot, Dinkelvollkornbrot, Kaiserbrötchen und Mehrkornbrötchen – wurde der Teig (Abb. 23) nach Teigrezeptur und Parametern hergestellt [Anlage 8-28 „Versuchsreihen 1-20"]. Die Rohstoffe wurden dabei abgewogen, in den Teigspiralkneter gegeben und der Misch- und Knetprozess wurde gestartet. Besonders wurde dabei auf die Temperatur des zugegebenen Wasser geachtet, damit der Teig nach dem Kneten die gewünschte Teigtemperatur hatte. Nach dem Kneten wurde der Teig aus dem Kneter geholt, auf einen Tisch gelegt und für die Teigruhe mit einem Tuch abgedeckt.

Bei jedem Produkt wurde in der 1. Versuchsreihe der Kochsalzanteil kontinuierlich reduziert (3 Stufen). In den Versuchsreihen 2-4 des Produktes wurde anschließend die reduzierte Menge an Kochsalz durch einen „Salzersatzstoff" der 3 Hersteller substituiert. Vor der Aufarbeitung wurde noch bei jeder Versuchsreihe eine Teigbeurteilung durchgeführt (siehe 3.5.1).

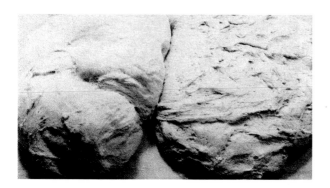

Abbildung 23: trockener Weizenteig, feuchter Roggenteig (Quelle: Schünemann und Treu, 2003)

3.4.2 Gebäckherstellung

Anschließend wird die Gebäckherstellung der einzelnen Produkte beschrieben.

3.4.2.1 Brote

Nach der Teigruhe wurden Roggenmisch- und Kartoffelbrotteig mit Hilfe von Mehl in Stücke abgewogen [Anlage 8-28 „Teigeinlage"]. Anschließend wurden die Stücke rundgewirkt (Abb. 24) und langgestoßen. Das Roggenmischbrot wurde mit dem Schluss nach oben in Brotkörbe gelegt (Abb. 25). Das Kartoffelbrot erhielt nach dem Langstoßen auf den Schluss noch eine Kartoffelflockenbestreuung und wurde mit diesem nach unten in Brotkörbe abgelegt. Das Dinkelvollkornbrot musste wegen seiner hohen TA mit Wasser abgewogen, rund eingeschlagen, in Sonnenblumenkerne gewälzt und eine Kastenform gelegt werden. Nach der Aufarbeitung kamen alle Brote bei 35°C und 70% rel. LF [Anlage 8-28 „Stückgare"] in den Gärraum. Nach der Stückgare wurden das Roggenmisch- und Kartoffelbrot aus den Brotkörben auf Abzugsapparate gestürzt. Dabei war nun der Schluss des Roggenmischbrotes unten – sodass dieser beim Backen nicht aufreißen kann - und der des Kartoffelbrotes oben – dieser soll beim Backen aufreißen. Das Roggenmischbrot wurde anschließend auf der Oberfläche gestippt und beide Brotsorten konnten in den Etagenofen geschossen und gebacken werden [Anlage 8-28 „Backparameter]. Das Dinkelvollkornbrot konnte nach der Stückgare ohne weitere Bearbeitungen in den Etagenofen geschoben und gebacken werden.

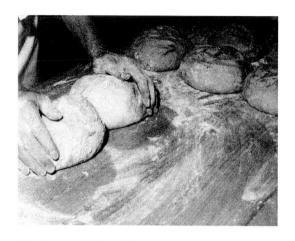
Abbildung 24: Teigstücke rundwirken (Quelle: Schünemann und Treu, 2003)

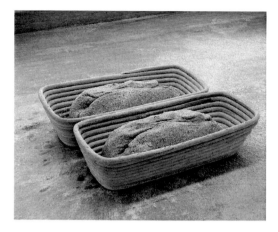
Abbildung 25: Brote (mit Schluss nach oben) in Brotkörbe (Quelle: Schünemann und Treu, 2003)

3.4.2.2 Kleingebäck

Nach der Teigruhe wurden der Weizen- und Mehrkornbrötchenteig in den Trichter der Brötchenanlage gegeben. Die Brötchenanlage arbeitete die Teige vollautomatisch auf (abwiegen, rundwirken, stüpfeln der Kaiserbrötchen) und setzte die fertigen Teiglinge mit der Oberseite nach unten auf Holzdiehlen mit Tüchern ab. Die Mehrkornbrötchen erhielten zusätzlich auf der Oberseite eine Saatenmix Bestreuung. Nach der Aufarbeitung kamen alle Brötchen bei 35°C und 70% rel. LF [Anlage 8-28 „Stückgare"] in den Gärraum. Vor dem Backen wurden diese auf Backbleche gedreht und in einem Stikkenofen gebacken [Anlage 8-28 „Backparameter"].

Nach dem Backen und Abkühlen wurden die Brote und Kleingebäcke jeder Versuchsreihe einer Gebäckbeurteilung unterzogen (siehe 3.5.1).

3.4.3 Volumenmessung

Bei allen hergestellten Brot und Kleingebäcken wurde eine Volumenmessung durchgeführt. Dabei wurde das Brot oder Kleingebäck in ein Volumenmessgerät eingespannt, mit Hilfe eines Lasers 3-Dimensional eingescannt (Abb. 26) und gleichzeitig gewogen. Die für dieses Gerät zugehörige Software errechnete anschließend das Volumen des Gebäcks.

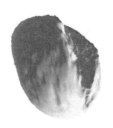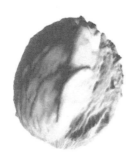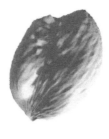

Abbildung 26: 3-D Abbildungen eines Kartoffelbrotes (Quelle: eigene Abbildung)

3.4.4 Natriumbestimmung

Für eine quantitative Bestimmung des Na-Gehalts der verschiedenen Gebäcke wurde eine Na-Bestimmung mittels F-AAS durchgeführt.

Dabei emittiert die eingebaute Natrium-Hohlkathodenlampe Licht ihrer spezifischen Wellenlänge (für das Element Na = 589nm). Im Strahlengang dieser Lampe befindet sich, zur Atomisierung (Überführung der Probe in einzelne, anregbare Atome), eine magere Acetylen-Sauerstoff Flamme. Dabei saugt das Gerät die wässrige Lösung durch eine Kapillare an und sprüht diese in die Flamme. Nach der Schwächung des Lichtstrahls der Na-HKL durch die entstandene Atomwolke, wird seine Intensität hinter der Atomisierungseinheit gemessen und mit der Intensität des ungeschwächten Lichtes verglichen. Es wird detektiert, wie viel des eingestrahlten Lichtes der Wellenlänge 589nm durch das zu messende Element Natrium absorbiert wurde.

Mit steigender Konzentration des Analyten in der Probe steigt die Schwächung des eingestrahlten Lichtes proportional.

3.4.4.1 Kalibrierstandards

Für die Ermittlung einer Eichkurve für die spätere Auswertung wurden Standardlösungen (Abb. 28) mit den Konzentrationen 1, 2, 5, 10 und 20 mg/L reinem NaCl in Reinstwasser hergestellt. Dafür wurden 100mg reines NaCl in einen 100ml Messkolben eingewogen und dieser bis zur Eichmarke mit Reinstwasser aufgefüllt (=1000mg/L). Für die verschiedenen Standardlösungen wurde eine der jeweiligen gewünschten Endkonzentration entsprechenden Menge in 25ml Messkolben pipettiert und diese mit Reinstwasser bis zur Eichmarke aufgefüllt (verdünnt). Das F-AAS Gerät (Abb. 27) wurde nach Anleitung eingeschalten [Anlage 3] und die Standardlösungen der Reihe nach gemessen. Mit den erhaltenen Werten konnte in Abhängigkeit der jeweiligen Konzentration der Standardlösungen eine Eichkurve erstellt werden.

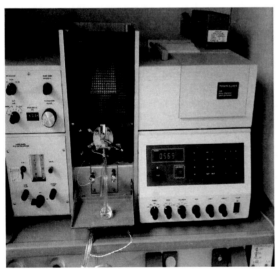

Abbildung 27: F-AAS; Perkin Elmer AAS 2280
(Quelle: eigene Abbildung)

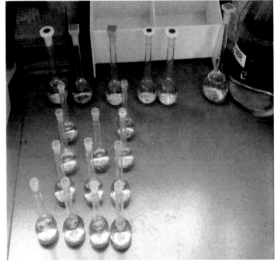

Abbildung 28: Kalibrierstandards in 25ml Messkolben (Quelle: eigene Abbildung)

3.4.4.2 Probenaufbereitung

Für die quantitative Analyse des Natriumgehalts der hergestellten Backwaren musste das Natrium – oder genauer gesagt das Kochsalz (NaCl) – in wässriger Lösung ohne organische Matrix vorliegen.

Dafür wurden 10g Probenmaterial aus der Krume des Gebäcks abgewogen, in einen 50ml Messzylinder überführt und dieser bis zur Hälfte mit Reinstwasser gefüllt. Das Ganze wurde anschließend für 1min. mit einem Ultra-Turrax (Abb. 29) bei 13.000 U/min homogenisiert. Das an dem Mixstab haftende Probenmaterial wurde nach dem Homogenisieren mit Reinstwasser in den Messzylinder zurückgespült und dieser bis zur Eichmarke mit Reinstwasser aufgefüllt. Aus diesem wässrigen Probenmaterial wurden aus der Mitte des Messzylinders 1,5ml in ein 1,5ml Eppendorf-Tube abpipettiert und für die Trennung der wässrigen[8] von der organischen Matrix 5min. bei 13.000 U/min zentrifugiert (Abb. 30).

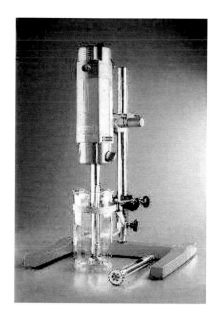

Abbildung 29: Ultra Turrax
(Quelle: eigene Abbildung)

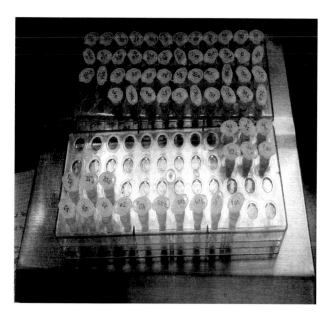

Abbildung 30: Zentrifugiere Proben in Eppendorf-Tubes
(Quelle: eigene Abbildung)

---

[8] In der wässrigen Matrix befindet sich das ausgespülte NaCl

3.4.4.3 Probenanalyse

Nach dem Zentrifugieren wurden aus dem Eppendorf-Tube von der klaren, wässrigen Matrix 100µl in einen 25ml Messkolben überführt, dieser bis zur Eichmarke mit Reinstwasser aufgefüllt (verdünnt) und anschließend, wie die Kalibrierstandards, mit dem F-AAS Gerät gemessen. Für ein schnelles und effektives Arbeiten wurden für die Analyse immer gleichzeitig 16 Proben aufbereitet und analysiert. Dabei wurde, wegen der hohen Empfindlichkeit des F-AAS Gerätes[9], nach jeder 8. Probe kurz Reinstwasser (Abb. 31) und danach irgendeine Standardkonzentration (Abb. 32) gemessen, um zu gewährleisten, dass das Gerät noch

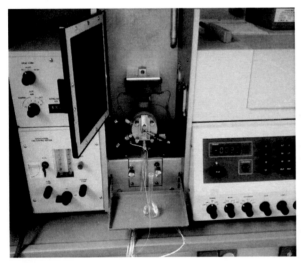

Abbildung 32: AAS-Flamme ohne Probe (kein Natrium = blaue Flamme; Quelle: eigene Abbildung)

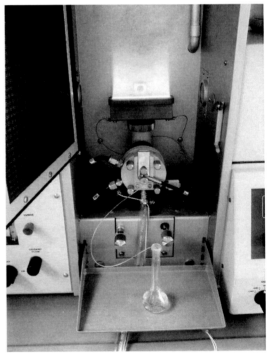

Abbildung 31: AAS-Flamme mit Probe (Natrium = gelb/rote Flamme; Quelle: eigene Abbildung)

---

[9] Nachweisgrenze (NG) >0,1 ppt

3.4.5 Sensorik-Test

Als letzte praktische Untersuchung wurde das hergestellte Brot und Kleingebäck von einem Sensorik Panel verkostet.

Zur Untersuchung wurde allerdings nur Brot und Kleingebäck zugelassen, welches bei der Gebäckbeurteilung beim Unterpunkt „Geschmack Salz" mit dem Ergebnissen „identisch" oder „evtl. weniger Salz" beschrieben worden ist (siehe 4. Ergebnisse).

Das Panel bestand aus 10 Studierenden, die alle „Prüfpersonen für sensorische Prüfungen" nach DIN 10961 und somit auch auf „Intensitätsunterschiede bei Grundgeschmacksarten[10]" geschult sind. Das Brot und Kleingebäck wurde nach dem Prüfverfahren der „Dreiecksprüfung" untersucht. Dabei wurde speziell nach dem Prüfmerkmal „Salzgeschmack" gefragt [Bsp. Anlage 4].

---

[10] süß, salzig, bitter, sauer und umami

3.5 Auswertung

Im Anschluss wird die Methodik für die Auswertungen der einzelnen Versuche und Untersuchungen beschrieben.

3.5.1 Teig- und Gebäckbeurteilung

Die Beurteilung des Teiges und der Gebäcke war die erste Möglichkeit, aussagekräftige Ergebnisse über den Einfluss einer Natriumreduzierung bei der Herstellung der verschiedenen Brot und Kleingebäcke zu erhalten. Dabei mussten folgende Punkte von einem Backmeister und mir mit passenden Aussagen (Tab. 8) beurteilt werden:

Tabelle 8: Stichworte/Aussagen für die Teig- und Gebäckbeurteilung

Beurteilung	Standard	Vers. 1/1	Vers. 1/2	Vers. 1/3
TT °C	Teigtemperatur nach dem Knetprozess			
T-Farbe	Farbe des Teiges			
T-Festigkeit	von fest bis weich			
T-Feuchtigkeit	von feucht bis trocken			
T-Dehnbarkeit	von elastisch bis kurz			
T-Entwicklung	nach der Teigruhe: von weicher bis fester; von feuchter bis trockener; von entspannt bis zäh			
Endgarstabilität	von stabil bis labil (evtl. mit Gärzeitangabe)			
Volumen (optisch)	typisches Volumen = Berufserfahrung	von kleiner bis größer		
Ausbund	von flach bis tief; von eingegrenzt bis ausgeprägt			
Krumenfarbe	Farbe der Krume			
Krume/Porung	von fein bis grob; von regelmäßig bis unregelmäßig			
Elastizität	von elastisch bis unelastisch			
Bräunung	Farbe der Kruste; von schwacher Bräune bis starker Bräune			
Geschmack allg.	von typisch bis untypisch; besondere Auffälligkeiten; Fremdgeschmack; Nebengeschmack; von angenehm bis unangenehm			
Geschmack Salz	typischer Salzgeschmack = Berufserfahrung	von weniger salzig bis mehr salzig; von angenehm bis unangenehm; von fad bis versalzen		
Kaueindruck	von weich bis fest; von wattig bis hart; von angenehm bis unangenehm			
Sonstiges	sonstige Auffälligkeiten			

3.5.2 Volumenmessung

Aus den bei der Volumenmessung erhaltenen Werten (x_1, x_2,...x_n) wird mit der Formel:

$$\overline{x}_{arithm} = \frac{1}{n}\sum_{i=1}^{n} x_i = \frac{x_1 + x_2 + \cdots + x_n}{n} \qquad n = \text{Anzahl der Werte}$$

das arithmetische Mittel gebildet und die Ergebnisse werden in tabellarisch und graphisch in Abhängigkeit der Kochsalzkonzentration für jedes einzelne Produkt dargestellt. Zusätzlich wurde in Abhängigkeit des Ergebnisses des Standard-Produktes (100% Kochsalz) die prozentuale Abweichung des jeweiligen Versuches wie folgt ausgerechnet:

$$\Delta x\ \% = \left[\left(\frac{x_{Versuch}}{x_{Standard}}\right) - 1\right] * 100$$

3.5.3 Na-Bestimmung

Aus den erhaltenen Werten (x_1, x_2,...x_n) der Standardlösungen wird mit der Formel:

$$\overline{x}_{arithm} = \frac{1}{n}\sum_{i=1}^{n} x_i = \frac{x_1 + x_2 + \cdots + x_n}{n} \qquad n = \text{Anzahl der Werte}$$

das arithmetische Mittel gebildet (Tab. 9) und mit Hilfe von MS Office Excel eine polynomische Eichkurve 2. Grades in Abhängigkeit der jeweiligen NaCl-Konzentration erstellt (Abb. 33).

Tabelle 10: Absorbtionen der Kalibrierstandards (Quelle: eigene Tabelle)

Absorbtion	mg/L NaCl
0,079	1
0,150	2
0,362	5
0,704	10
1,282	20

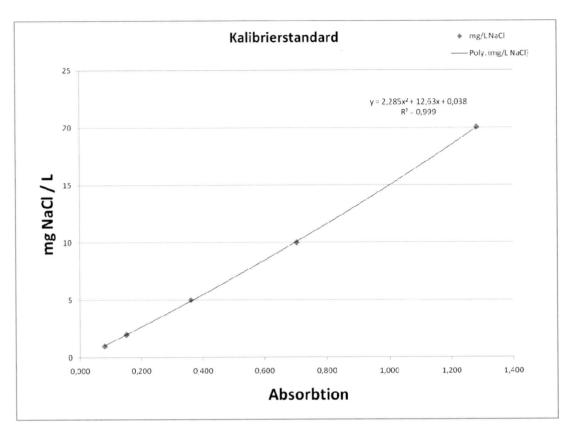

Abbildung 33: Eichkurve für Na-Bestimmung (Quelle: eigene Abbildung)

Eine polynomische Eichkurve 3. Grades würde zwar einen besseren Regressionskoeffizienten (R^2) ergeben, aber zugleich auch eine nach oben gekrümmte Kurve. Dies lässt sich wiederum mit dem Lambert-Beerschen Gesetz nicht vereinbaren[11].

---

[11] Das Lambert-Beersche Gesetz ist eine Vereinigung des Bouguer-Lambertschen Gesetzes über die Schwächung der Strahlungsintensität mit der Weglänge beim Durchgang durch eine absorbierende Substanz mit dem Beerschen Gesetz über den Zusammenhang der Intensitätsschwächung mit der Konzentration der absorbierenden Substanz [Mattisek/Schnepel/Steiner, 1989].

MS Office Excel errechnet zusätzlich die Formel der Eichkurve. Mit dieser wird für jedes einzelne Produkt mit Hilfe der gemessen Absorbtion (x) – das arithmetische Mittel der Messergebnisse (x_1, x_2,...x_n) - mathematisch die Na-Konzentration (y) errechnet. Da jedoch die gemessenen Proben für die Aufbereitung (10g Probe in 50ml) und die eigentliche Analyse verdünnt (Faktor 250) wurden, muss diese Verdünnungen für eine Na-Konzentration pro 100g Gebäck heraus gerechnet werden.

$$c_{NaCl}/100g\ \text{Gebäck} = [(y \times 250) \times 0{,}05] \times 10$$

Die errechneten Na-Konzentrationen pro 100g Gebäck werden tabellarisch sowie graphisch dargestellt.

3.5.4 Sensorik-Test

Der von den Probanden ausgefüllte Prüfbogen wird nach dem „richtig Prinzip" ausgewertet. Dabei erhält jede richtige Antwort 1 Punkt, jede falsche Antwort oder mit der Aussage „kein Unterschied" beantwortet Dreiecksprüfung keinen Punkt. Die Anzahl an Punkten für jedes Produkt sagt schlussendlich aus, wie viele Probanden eine erniedrigte Kochsalzkonzentration geschmeckt haben.

4 Ergebnisse

Nachfolgend werden alle 20 Versuchsreihen vorgestellt, die Ergebnisse der verschiedenen Untersuchungen und Tests aufgeführt und über diese diskutiert.

4.1 Versuchsreihe 1-4 (Weizen-/Kaiserbrötchen)

Die Ergebnisse der Versuchsreihen 1-4 sind im Großen und Ganzen in sich schlüssig. Die Teige – und daraus entstandenen Kaiserbrötchen (Abb.34) - werden, wie erwartet, mit sinkendem Salzgehalt schlechter.

Der Teig wird, bei einer Reduzierung um 50% (Versuchsreihe 1), weicher, feuchter und kürzer. Zudem nimmt, bei den Reduzierungen um 33,33% und 50%, die Endgarstabilität ab. Die

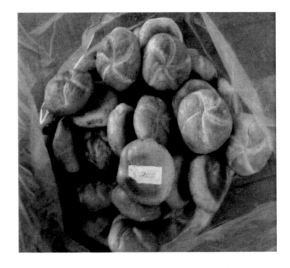

Abbildung 34: Hergestellte Kaiserbrötchen (Quelle: eigene Abbildung)

Kaiserbrötchen werden breiter und kleiner (Tab. 10 + Abb. 35), der Ausbund wird flacher, die Elastizität der Krume sinkt und diese schmecken nicht mehr [Anlage 8]. Dieselben Ergebnisse treten bei dem Produkt von Symrise (Versuchsreihe 4) auf [Anlage 11]. Die von der EU-Kommission angestrebte Höchstmenge von ca. 1000mg NaCl / 100g Gebäck wird bei der Versuchsreihe 1 (ohne Substitut) und 4 (Symrise) nach einer Reduzierung um 33,3% erreicht (Tab. 11 + Abb. 36). Allerdings bringt diese Versuchsreihe 4 trotz eines größeren Volumen (Tab. 10 + Abb. 35) einen intensiven Eigengeschmack bzw. Nachgeschmack und somit ein inakzeptables Ergebnis mit sich.

Tabelle 11: Ergebnisse Volumenmessung Versuchsreihe 1-4 (Quelle: eigene Tabelle)

BatchName	Volume [cm³] Mittelwert der Messungen	Vergleich zum Standard	Height [mm]	Width [mm]	Depth [mm]	MaxD [mm]	Area [cm²]	Weight [g]	SpecVol [cm³/g]	Density [g/cm³]
Standard 50g	303,30		114,60	99,77	58,00	99,29	253,31	50,60	6,00	0,17
Standard 41,7g	291,97	-3,74%	114,92	101,41	53,63	100,90	251,02	50,10	5,88	0,17
Standard 33,3g	290,01	-4,38%	113,30	103,27	54,23	102,49	254,94	48,00	6,04	0,17
Standard 25g	291,29	-3,96%	115,17	103,84	55,35	103,27	260,89	49,80	5,85	0,17
ESCO 41,7/8,3	309,17	1,94%	117,08	103,86	53,69	103,39	266,66	49,30	6,27	0,16
ESCO 33,3/16,7	314,69	3,76%	117,36	107,30	52,74	106,66	272,95	48,80	6,45	0,16
ESCO 25/25	294,56	-2,88%	115,16	104,71	51,64	104,20	262,89	48,80	6,04	0,17
Lohmann 41,7/8,3	327,62	8,02%	114,96	104,46	55,87	103,50	267,06	51,90	6,32	0,16
Lohmann 33,3/16,7	317,66	4,74%	116,75	103,75	54,25	103,31	268,71	51,40	6,18	0,16
Lohmann 25/25	333,13	9,83%	118,97	106,84	58,22	106,54	279,85	51,50	6,48	0,15
Symrise 41,7/5	320,77	5,76%	118,93	105,69	53,68	104,45	273,59	49,20	6,52	0,15
Symrise 33,3/10	323,40	6,63%	119,24	105,98	54,60	105,45	273,30	48,50	6,67	0,15
Symrise 25/15	317,73	4,76%	117,16	109,62	52,76	108,52	276,24	50,90	6,24	0,16

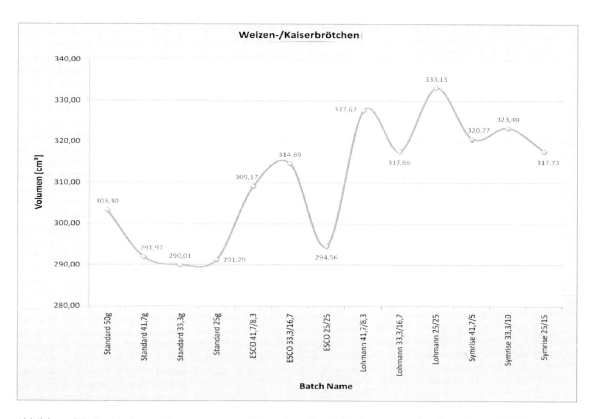

Abbildung 35: Ergebnisse Volumenmessung Versuchsreihe 1-4 (Diagramm; Quelle: eigene Abbildung)

Der Einsatz der beiden kristallinen Salzersatzstoffe der Hersteller ESCO (Versuchsreihe 2) und Dr. Lohmann (Versuchsreihe 3) kann die Defizite bei Teig und Gebäck verschwindend gering machen [Anlage 9 + 10). Obwohl das Dr. Lohmann Produkt größere Volumina ergibt (Tab. 10 + Abb. 35), überzeugt das ESCO Produkt durch stabilere Teige [Anlage 9], einer stärker verminderten NaCl-Konzentration (Tab. 11 + Abb. 36) - gemessen, im Vergleich zu den „Lohmann Gebäcken" – und einem besseren Ergebniss beim Sensorik-Test (Tab. 12 + Abb. 37).

Bei Versuchsreihe 2 (ESCO) bedarf es einer Reduzierung um mind. 50%. Bei der Versuchsreihe 3 (Lohmann) wird die angestrebte Höchstmenge auch nach einer 50%-igen Reduzierung nicht erreicht (Tab. 11 + Abb. 36).

Tabelle 12: Ergebnisse Na-Bestimmung Versuchsreihe 1-4 (Quelle: eigene Tabelle)

BatchName	Absorbtion Mittelwert der Messungen	mg NaCl/L	mg NaCl / 100g Gebäck	Vergleich zum Standard
Standard 50g	0,803	11,648	1456,049	
Standard 41,7g	0,675	9,600	1199,955	-17,59%
Standard 33,3g	0,584	8,196	1024,537	-29,64%
Standard 25g	0,509	7,062	882,708	-39,38%
ESCO 41,7/8,3	0,732	10,504	1313,040	-9,82%
ESCO 33,3/16,7	0,646	9,151	1143,818	-21,44%
ESCO 25/25	0,613	8,631	1078,888	-25,90%
Lohmann 41,7/8,3	0,746	10,738	1342,254	-7,82%
Lohmann 33,3/16,7	0,702	10,022	1252,800	-13,96%
Lohmann 25/25	0,635	8,973	1121,651	-22,97%
Symrise 41,7/5	0,682	9,710	1213,718	-16,64%
Symrise 33,3/10	0,605	8,509	1063,670	-26,95%
Symrise 25/15	0,510	7,078	884,765	-39,24%

Tabelle 13: Ergebnisse Sensorik-Test Versuchsreihe 1-4 (Quelle: eigene Tabelle)

	NaCl reduktion um 16,67%	NaCl reduktion um 16,67% + 16,67% Substitut ESCO	NaCl reduktion um 33,33% + 33,33% Substitut ESCO	NaCl reduktion um 16,67% + 16,67% Substitut Lohmann	NaCl reduktion um 33,33% + 33,33% Substitut Lohmann
Kaiserbrötchen	3	1	1	3	5

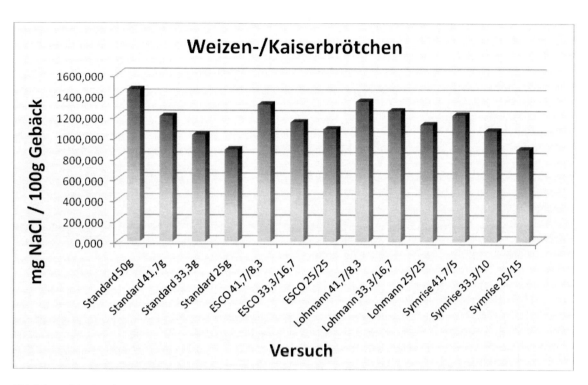

Abbildung 36: Ergebnisse Na-Bestimmung Versuchsreihe 1-4 (Diagramm; Quelle: eigene Abbildung)

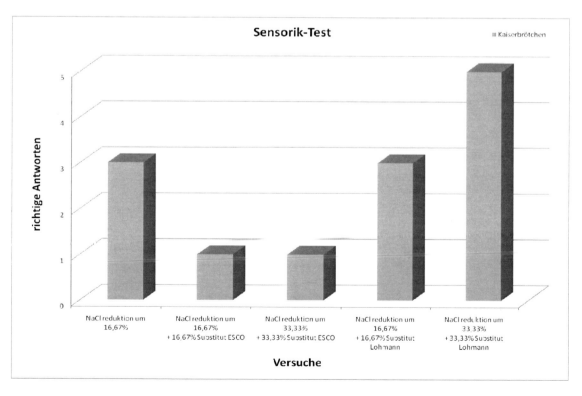

Abbildung 37: Ergebnisse Sensorik-Test Versuchsreihe 1-4 (Diagramm; Quelle: eigene Abbildung)

4.2 Ergebnisse Versuchsreihe 5-8 (Mischbrot 50/50)

Auch die Ergebnisse der Versuchsreihen 5-8 passen zusammen und sind nachzuvollziehen. Die Teige – und die daraus entstandenen Mischbrote (Abb. 38) - werden, wie erwartet, mit sinkendem Salzgehalt schlechter.

Der Teig wird, bei einer Reduzierung um 50% (Versuchsreihe 5), kürzer. Zudem nimmt, bei allen 3 Stufen der Reduzierungen, die Endgarstabilität ab. Die Mischbrote werden flacher und kleiner (Tab. 13 + Abb. 39) und schmecken säuerlicher und fad [Anlage 12]. Wiederrum treten bei dem Produkt des Hersteller Symrise (Versuchsreiche 8) dieselben Ergebnisse und zusätzlich eine grobporige Krume auf [Anlage 15].

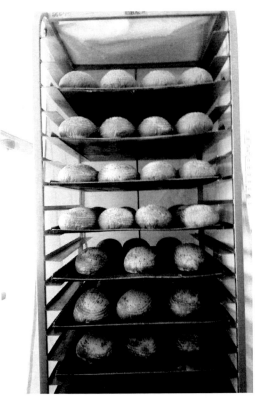

Abbildung 38: Hergestellte Mischbrote im Stikkenwagen (Quelle: eigene Abbildung)

Versuchsreihe 8 fällt trotz der höheren Volumina (Tab. 13 + Abb. 39) und der niedrigeren, nachgewiesen NaCl-Konzentrationen (Tab. 14 + Abb. 40), dessen angestrebte Höchstmenge von ca. 1000 mg NaCl / 100g Gebäck schon – wie auch bei Versuchsreihe 5 - durch eine Reduzierung um 16,67% erreicht wurde, allein durch seinen intensiven Eigengeschmack bzw. Nachgeschmack durch.

Die Produkte der Hersteller ESCO und Lohmann überzeugen auch bei diesem Gebäck. Nach deren Substitution minimieren sich die Defizite nach der Kochsalzreduzierung [Anlage 13 und 14].

Tabelle 14: Ergebnisse Volumenmessung Versuchsreihe 5-8 (Quelle: eigene Tabelle)

BatchName	Volume [cm³] Mittelwert der Messungen	Vergleich zum Standard	Height [mm]	Width [mm]	Depth [mm]	MaxD [mm]	Area [cm²]	Weight [g]	SpecVol [cm³/g]	Density [g/cm³]
Standard 60g	1901,92		261,57	137,28	93,32	136,42	896,54	737,17	2,58	0,39
Standard 50g	1853,36	-2,55%	257,30	150,11	90,17	146,33	911,35	736,83	2,52	0,40
Standard 40g	1731,46	-8,96%	254,79	134,44	87,67	131,00	850,79	733,67	2,36	0,42
Standard 30g	1729,99	-9,04%	258,16	137,04	85,73	135,98	861,19	729,67	2,37	0,42
ESCO 50/10	1833,83	-3,58%	261,45	133,45	95,86	134,45	872,20	738,17	2,48	0,40
ESCO 40/20	1820,07	-4,30%	265,32	131,99	89,73	131,43	874,83	734,33	2,48	0,40
ESCO 30/30	1835,02	-3,52%	261,80	139,25	88,62	137,93	881,36	733,33	2,50	0,40
Lohmann 50/10	1831,85	-3,68%	263,42	134,33	95,15	134,14	874,83	739,33	2,48	0,40
Lohmann 40/20	1843,18	-3,09%	261,86	137,79	94,58	138,38	889,14	737,50	2,50	0,40
Lohmann 30/30	1855,40	-2,45%	263,15	137,92	94,91	137,38	887,64	736,83	2,52	0,40
Symrise 50/6	2043,91	7,47%	263,84	137,90	100,94	136,74	923,03	739,50	2,76	0,36
Symrise 40/12	2027,63	6,61%	277,37	135,53	96,78	134,30	934,13	732,50	2,77	0,36
Symrise 30/18	2004,00	5,37%	281,32	133,74	92,33	132,45	933,34	732,67	2,74	0,37

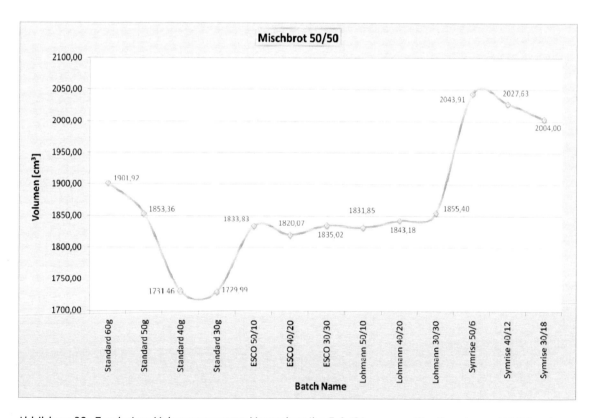

Abbildung 39: Ergebnisse Volumenmessung Versuchsreihe 5-8 (Diagramm; Quelle: eigene Abbildung)

Das ESCO Produkt schneidet dabei, obwohl die „Lohmann-Mischbrote" ein höheres Volumen aufweisen (Tab. 13 + Abb. 39), mit einer stärker verminderten NaCl-Konzentration (Tab. 14 + Abb. 40) und einem besseren Ergebniss beim Sensorik-Test (Tab. 15 + Abb. 41), besser ab.

Die angestrebte Höchstmenge an Kochsalz erreichten die Versuchsreihen 6 (ESCO) und 7 (Lohmann) nach einer Reduzierung um 33,3% (Tab. 14 + Abb. 40).

Tabelle 15: Ergebnisse Na-Bestimmung Versuchsreihe 5-8 (Quelle: eigene Tabelle)

BatchName	Absorbtion Mittelwert der Messungen	mg NaCl/L	mg NaCl / 100g Gebäck	Vergleich zum Standard
Standard 60g	0,642	9,093	1136,616	
Standard 50g	0,535	7,449	931,134	-18,08%
Standard 40g	0,469	6,464	808,010	-28,91%
Standard 30g	0,405	5,521	690,088	-39,29%
ESCO 50/10	0,625	8,827	1103,428	-2,92%
ESCO 40/20	0,566	7,916	989,444	-12,95%
ESCO 30/30	0,527	7,329	916,078	-19,40%
Lohmann 50/10	0,636	8,989	1123,592	-1,15%
Lohmann 40/20	0,593	8,327	1040,813	-8,43%
Lohmann 30/30	0,536	7,457	932,077	-18,00%
Symrise 50/6	0,582	8,164	1020,522	-10,21%
Symrise 40/12	0,494	6,829	853,611	-24,90%
Symrise 30/18	0,409	5,579	697,332	-38,65%

Tabelle 16: Ergebnisse Sensorik-Test Versuchsreihe 5-8 (Quelle: eigene Tabelle)

	NaCl reduktion um 16,67%	NaCl reduktion um 16,67% + 16,67% Substitut ESCO	NaCl reduktion um 33,33% + 33,33% Substitut ESCO	NaCl reduktion um 16,67% + 16,67% Substitut Lohmann	NaCl reduktion um 33,33% + 33,33% Substitut Lohmann
Mischbrot 50/50	1	0	2	1	3

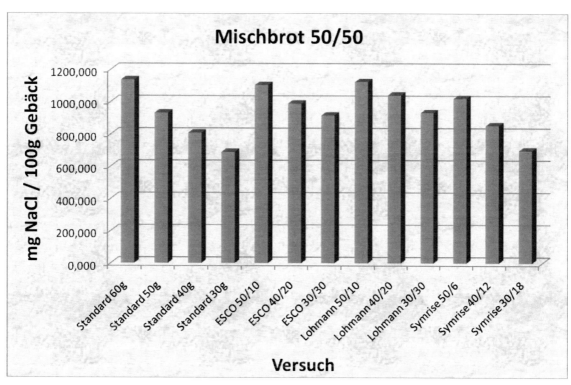

Abbildung 40: Ergebnisse Na-Bestimmung Versuchsreihe 5-8 (Diagramm; Quelle: eigene Abbildung)

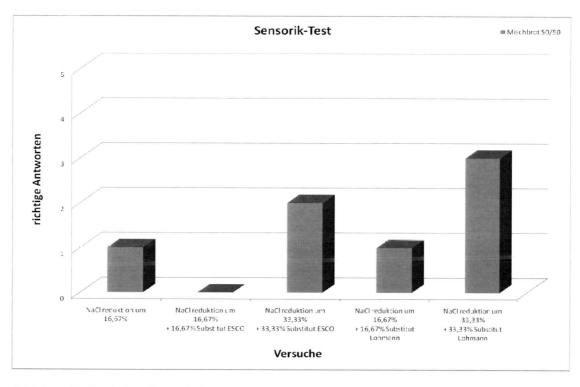

Abbildung 41: Ergebnisse Sensorik-Test Versuchsreihe 5-8 (Diagramm; Quelle: eigene Abbildung)

4.3 Ergebnisse Versuchsreihe 9-12 (Kartoffelbrot)

Erneut können die Ergebnisse der Versuchsreihen 9-12 mit einem sinkenden Kochsalzgehalt in Verbindung gebracht werden. Die Teige – und die daraus entstandenen Kartoffelbrote (Abb. 42) - weisen, wie erwartet, ohne Substitute negative Veränderung auf.

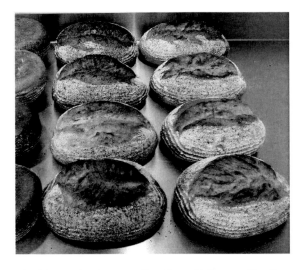

Abbildung 42: Hergestellte Kartoffelbrote (Quelle: eigene Abbildung)

Der Teig der Versuchsreihen 9 und 12 [Anlage 16 und 19] wird feuchter, klebriger und die Endgarstabilität lässt nach. Die Kartoffelbrote der weisen eine gröbere Porung, eine weniger elastische Krume und einen fad, bitteren Geschmack auf. Zwar werden in diesen Versuchsreihen erneut die höchsten Volumina (Tab. 16 und Abb. 43) – ausgenommen 9/4 - und die niedrigsten NaCl-Konzentrationen erreicht (Tab. 17 und Abb. 44) – angestrebte Höchstmenge von ca. 1000 mg NaCl / 100g Gebäck bei einer Reduzierung um 33,3% -, jedoch wird das schlechte Ergebniss der Versuchsreihe 9 beim Sensorik-Test (Tab. 18 und Abb. 45) und der weiterhin bestehende Eigengeschmack bzw. Nachgeschmack [Anlage 19] der Versuchsreihe 12 als unzureichend gewertet.

Tabelle 17: Ergebnisse Volumenmessung Versuchsreihe 9-12 (Quelle: eigene Tabelle)

BatchName	Volume [cm³] Mittelwert der Messungen	Vergleich zum Standard	Height [mm]	Width [mm]	Depth [mm]	MaxD [mm]	Area [cm²]	Weight [g]	SpecVol [cm³/g]	Density [g/cm³]
Standard 30g	2049,86		219,71	159,53	139,05	171,01	927,44	477,50	4,29	0,23
Standard 25g	2060,13	0,50%	230,31	158,78	137,15	160,18	963,15	481,67	4,28	0,23
Standard 20g	2102,15	2,55%	233,74	166,09	132,25	168,40	966,04	482,67	4,36	0,23
Standard 15g	1954,88	-4,63%	230,99	166,60	127,53	172,67	937,39	477,33	4,10	0,24
ESCO 25/5	2042,85	-0,34%	231,28	169,83	119,12	170,72	963,70	480,00	4,26	0,24
ESCO 20/10	2028,52	-1,04%	247,07	151,26	134,13	164,83	963,24	489,00	4,15	0,24
ESCO 15/15	1924,63	-6,11%	237,27	153,88	116,55	157,86	928,27	487,50	3,95	0,25
Lohmann 25/5	1977,41	-3,53%	229,63	170,22	111,68	171,22	931,69	481,00	4,11	0,24
Lohmann 20/10	2025,55	-1,19%	220,73	160,80	127,67	164,49	949,79	478,50	4,23	0,24
Lohmann 15/15	1897,27	-7,44%	225,57	149,10	125,73	160,08	919,33	486,50	3,90	0,26
Symrise 25/3	2140,20	4,41%	238,88	163,34	118,67	163,49	997,45	474,00	4,52	0,22
Symrise 20/6	2097,46	2,32%	238,94	171,79	109,00	171,49	998,32	479,00	4,38	0,23
Symrise 15/9	2089,82	1,95%	243,15	168,73	111,57	167,26	1033,25	472,50	4,43	0,23

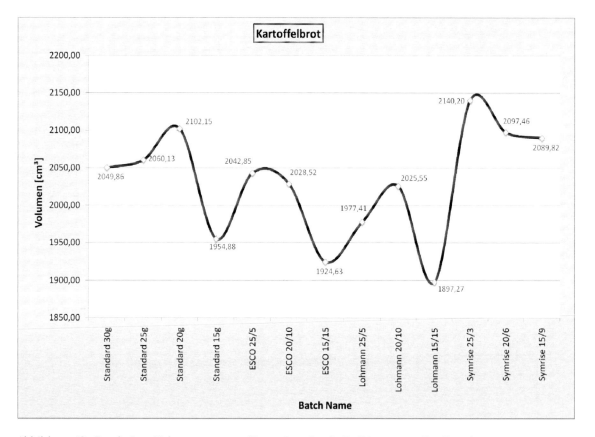

Abbildung 43: Ergebnisse Volumenmessung Versuchsreihe 9-12 (Diagramm; Quelle: eigene Abbildung)

Wiederum verschwanden die o.g. Defizite bei Teig und Gebäck bei den Versuchsreihen 10 und 11 [Anlage 17 und 18]. Beim Sensorik-Test waren dieses Mal ebenso keine Unterschiede zu erkennen (Tab. 18 und Abb. 45). Als einzige der beiden erreichte die Versuchsreihe 10 (ESCO) mit dem 50%-ig reduziertem Versuch die angestrebte Höchstmenge von ca. 1000 mg NaCl / 100g Gebäck (Tab. 17 und Abb. 44). Folglich schnitt diese Versuchsreihe bei Na-Bestimmung und ebenso bei Volumenmessung (Tab. 16 und Abb. 43) besser ab.

Tabelle 18: Ergebnisse Na-Bestimmung Versuchsreihe 9-12 (Quelle: eigene Tabelle)

BatchName	Absorbtion Mittelwert der Messungen	mg NaCl/L	mg NaCl / 100g Gebäck	Vergleich zum Standard
Standard 30g	0,756	10,895	1361,932	
Standard 25g	0,647	9,166	1145,766	-15,87%
Standard 20g	0,522	7,259	907,437	-33,37%
Standard 15g	0,439	6,024	753,050	-44,71%
ESCO 25/5	0,703	10,043	1255,374	-7,82%
ESCO 20/10	0,653	9,253	1156,686	-15,07%
ESCO 15/15	0,585	8,207	1025,875	-24,67%
Lohmann 25/5	0,732	10,501	1312,641	-3,62%
Lohmann 20/10	0,678	9,655	1206,833	-11,39%
Lohmann 15/15	0,637	9,010	1126,312	-17,30%
Symrise 25/3	0,670	9,529	1191,122	-12,54%
Symrise 20/6	0,544	7,577	947,172	-30,45%
Symrise 15/9	0,463	6,368	796,019	-41,55%

Tabelle 19: Ergebnisse Sensorik-Test Versuchsreihe 9-12 (Quelle: eigene Tabelle)

	NaCl reduktion um 16,67%	NaCl reduktion um 16,67% + 16,67% Substitut ESCO	NaCl reduktion um 33,33% + 33,33% Substitut ESCO	NaCl reduktion um 16,67% + 16,67% Substitut Lohmann	NaCl reduktion um 33,33% + 33,33% Substitut Lohmann
Kartoffelbrot	3	2	2	2	2

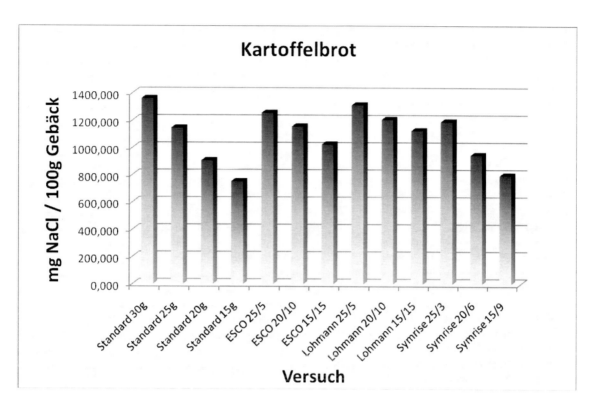

Abbildung 44: Ergebnisse Na-Bestimmung Versuchsreihe 9-12 (Diagramm; Quelle: eigene Abbildung)

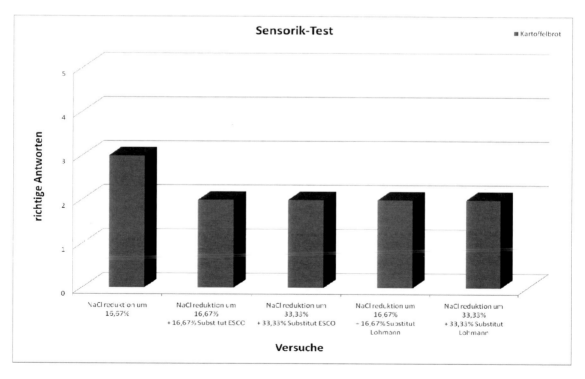

Abbildung 45: Ergebnisse Sensorik-Test Versuchsreihe 9-12 (Diagramm; Quelle: eigene Abbildung)

4.4 Ergebnisse Versuchsreihe 13-16 (Dinkelvollkorn)

Auch die Ergebnisse der Versuchsreihen 13-16 sind plausibel. Die entstandenen Dinkelvollkornbrote (Abb. 46) weisen allerdings mit sinkendem Salzgehalt gravierende Mängel auf.

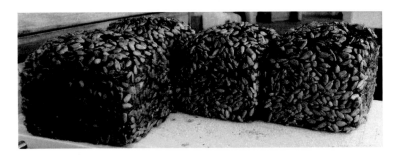

Abbildung 46: Hergestelltes Dinkelvollkornbrot (Quelle: eigene Abbildung)

Die Teige der Versuchsreihen 13 und 16 [Anlage 20 und 23] verhalten sich, bis auf die Endgarstabilität, ziemlich gleich. Die Brote der Versuchsreihe 13 schmecken bei den Stufen 2 und 3 (33,33% und 50%) sehr fad. Bei dieser Versuchsreihe oder dem Produkt von Symrise (Versuchsreihe 16) würde eine Kochsalzreduzierung von 33,3% für die angestrebte Höchstmenge von ca. 1000 mg NaCl / 100g Gebäck genügen. Die Substituierung des Symrise Produktes hat zudem eine unelastische Krume zur Folge [Anlage 23]. Außerdem bringt dieses Produkt wieder einmal, trotz der höheren Volumina (Tab. 19 und Abb. 47) und der niedrigeren NaCl-Konzentrationen (Tab. 20 und Abb. 48), allein durch seinen intensiven Eigengeschmack bzw. Nachgeschmack [Anlage 23], ein inakzeptables Ergebniss mit sich.

Tabelle 20: Ergebnisse Volumenmessung Versuchsreihe 13-16 (Quelle: eigene Tabelle)

BatchName	Volume [cm³] Mittelwert der Messungen	Vergleich zum Standard	Height [mm]	Width [mm]	Depth [mm]	MaxD [mm]	Area [cm²]	Weight [g]	SpecVol [cm³/g]	Density [g/cm³]
Standard 42,2g	831,75		97,01	122,80	98,98	142,68	568,62	541,94	1,53	0,65
Standard 35,2g	849,77	2,17%	98,92	123,36	96,74	143,24	578,88	543,83	1,56	0,64
Standard 28,1g	882,92	6,15%	103,20	124,06	97,59	143,40	583,49	535,67	1,65	0,61
Standard 21,1g	911,86	9,63%	105,80	123,64	96,31	142,82	598,11	530,33	1,72	0,58
ESCO 35,2/7	851,31	2,35%	98,70	126,52	102,52	142,36	573,56	537,50	1,58	0,63
ESCO 28,1/14,1	855,40	2,84%	99,89	126,83	103,08	142,12	577,07	540,17	1,58	0,63
ESCO 21,1/21,1	851,35	2,36%	100,34	124,14	98,07	142,21	576,71	530,33	1,61	0,62
Lohmann 35,2/7	835,64	0,47%	99,41	123,95	96,71	142,25	566,53	538,00	1,55	0,64
Lohmann 28,1/14,1	871,35	4,76%	101,59	122,89	95,32	142,29	577,06	536,67	1,62	0,62
Lohmann 21,1/21,1	871,40	4,77%	102,22	123,82	97,10	141,63	576,52	533,67	1,63	0,61
Symrise 35,2/4,22	877,29	5,48%	111,67	117,48	92,40	136,68	585,10	541,83	1,62	0,62
Symrise 28,1/8,46	889,51	6,94%	113,70	116,21	91,01	136,32	591,89	544,00	1,64	0,61
Symrise 21,1/12,66	920,59	10,68%	115,78	117,13	92,35	136,22	606,99	541,33	1,70	0,59

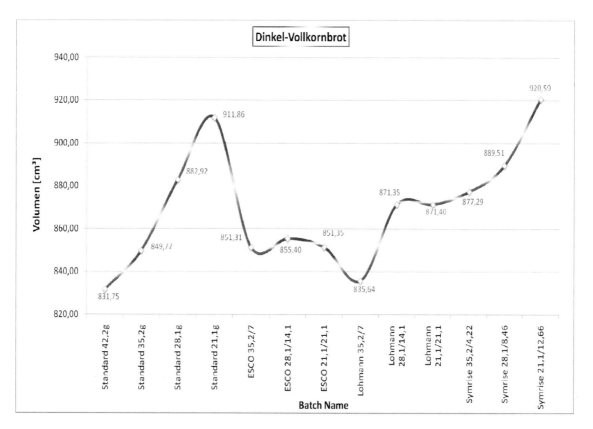

Abbildung 47: Ergebnisse Volumenmessung Versuchsreihe 13-16 (Diagramm; Quelle: eigene Abbildung)

In den Versuchsreihen 14 und 15 [Anlage 21 und 22] können allerdings die Salzersatzstoffe der Hersteller ESCO und Dr. Lohmann die o.g. Mängel weitgehend beseitigen. Die einzelnen Volumen der beiden Versuchsreihen schwanken bei dieser Sorte Brot nur gering (Tab. 19 und Abb. 47). Dennoch zeigt die Versuchsreihe 14 niedrigere NaCl-Konzentrationen (Tab. 20 und Abb. 48) und ein besseres Ergebnis beim Sensorik-Test auf (Tab. 21 und Abb. 49) und überzeugt damit erneut. Die Versuchsreihe 14 erreicht die angestrebte Höchstmenge von ca. 1000 mg NaCl / 100g Gebäck bei einer Reduzierung um 50%, die Versuchsreihe 15 erreicht diese Höchstmenge überhaupt nicht (Tab. 20 und Abb. 48).

Tabelle 21: Ergebnisse Na-Bestimmung Versuchsreihe 13-16 (Quelle: eigene Tabelle)

BatchName	Absorbtion Mittelwert der Messungen	mg NaCl/L	mg NaCl / 100g Gebäck	Vergleich zum Standard
Standard 42,2g	1,128	17,196	1432,995	
Standard 35,2g	0,906	13,356	1113,055	-22,33%
Standard 28,1g	0,803	11,658	971,533	-32,20%
Standard 21,1g	0,665	9,444	787,041	-45,08%
ESCO 35,2/7	1,063	16,047	1337,312	-6,68%
ESCO 28,1/14,1	1,003	15,006	1250,554	-12,73%
ESCO 21,1/21,1	0,849	12,411	1034,288	-27,82%
Lohmann 35,2/7	1,115	16,967	1413,906	-1,33%
Lohmann 28,1/14,1	1,032	15,509	1292,460	-9,81%
Lohmann 21,1/21,1	0,935	13,840	1153,322	-19,52%
Symrise 35,2/4,22	0,922	13,625	1135,465	-20,76%
Symrise 28,1/8,46	0,870	12,759	1063,266	-25,80%
Symrise 21,1/12,66	0,680	9,675	806,276	-43,73%

Tabelle 22: Ergebnisse Sensorik-Test Versuchsreihe 13-16 (Quelle: eigene Tabelle)

	NaCl reduktion um 16,67%	NaCl reduktion um 16,67% + 16,67% Substitut ESCO	NaCl reduktion um 33,33% + 33,33% Substitut ESCO	NaCl reduktion um 16,67% + 16,67% Substitut Lohmann	NaCl reduktion um 33,33% + 33,33% Substitut Lohmann
Dinkelvollkornbrot	1	1	2	3	4

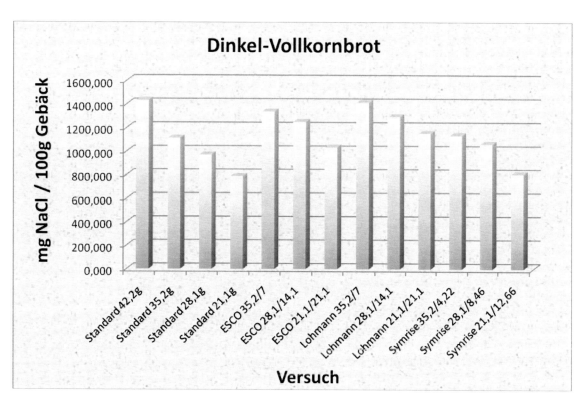

Abbildung 48: Ergebnisse Na-Bestimmung Versuchsreihe 13-16 (Diagramm; Quelle: eigene Abbildung)

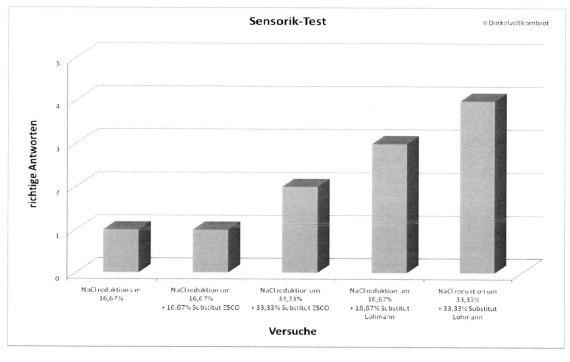

Abbildung 49: Ergebnisse Sensorik-Test Versuchsreihe 13-16 (Diagramm; Quelle: eigene Abbildung)

4.5 Ergebnisse Versuchsreihe 17-20 (Mehrkornbrötchen)

Die Ergebnisse der Versuchsreihen 17-20 passen wieder einmal zusammen und sind nachvollziehbar.

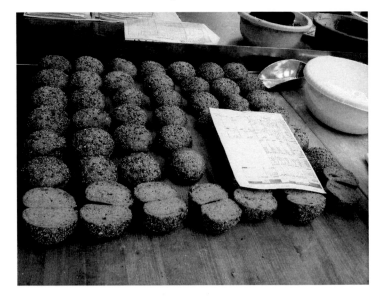

Abbildung 50: Hergestellte Mehrkornbrötchen (Quelle: eigene Abbildu

Die Versuchsreihen 17 und 20 zeigen feuchter aber etwas elastischere Teige. Das Gebäck hat allerding eine geschwächte Krumenelastizität und schmeckt weniger röstig und fad [Anlage 24 und 27]. Die Versuchsreihen 17 und 20 haben niedrige NaCl-Konzentration - angestrebte Höchstmenge von ca. 1000 mg NaCl / 100g Gebäck jeweils bei 33,3% Reduzierung erreicht – (Tab. 23 und Abb. 52). Ein größeres Volumen ist diesmal nur bei der Versuchsreihe 17 zu erwähnen. Die Versuchsreihe 20 zeigt sogar bei 2 von 3 Versuchen zum ersten Mal kleinere Volumina (Tab. 22 und Abb. 51). Dazu kommt noch der wieder einmal hervorhebende Eigengeschmack bzw. Nachgeschmack [Anlage 27]. Zusammengefasst haben die entstandenen Mehrkornbrötchen der Versuchsreihen 17 und 20 erneut eine schlechte Qualität.

Tabelle 23: Ergebnisse Volumenmessung Versuchsreihe 17-20 (Quelle: eigene Tabelle)

BatchName	Volume [cm³] Mittelwert der Messungen	Vergleich zum Standard	Height [mm]	Width [mm]	Depth [mm]	MaxD [mm]	Area [cm²]	Weight [g]	SpecVol [cm³/g]	Density [g/cm³]
Standard 51g	268,43		103,34	88,49	70,05	91,56	245,50	66,10	4,07	0,25
Standard 42,5g	260,33	-3,02%	101,99	90,28	65,98	90,32	252,51	67,00	3,89	0,26
Standard 34g	276,21	2,90%	103,50	90,73	68,70	92,37	256,11	65,00	4,25	0,24
Standard 25,5g	284,39	5,94%	104,39	92,62	68,93	92,92	260,08	65,60	4,34	0,23
ESCO 42,5/8,5	263,36	-1,89%	102,27	91,98	65,43	92,10	249,45	68,20	3,86	0,26
ESCO 34/17	264,43	-1,49%	101,88	89,83	66,16	91,35	250,06	66,80	3,96	0,25
ESCO 25,5/25,5	268,43	0,00%	102,84	91,34	65,94	91,70	254,96	67,70	3,97	0,25
Lohmann 42,5/8,5	276,43	2,98%	103,90	91,20	66,19	91,57	250,63	66,00	4,19	0,24
Lohmann 34/17	278,57	3,78%	101,43	93,11	68,01	92,40	251,69	67,10	4,16	0,24
Lohmann 25,5/25,5	291,10	8,44%	104,00	92,94	67,57	92,67	256,75	65,40	4,45	0,23
Symrise 42,5/5,1	262,33	-2,27%	103,72	89,50	61,95	89,51	244,36	64,90	4,04	0,25
Symrise 34/10,2	269,32	0,33%	105,92	91,29	61,08	91,22	248,66	65,30	4,13	0,24
Symrise 25,5/15,3	265,23	-1,19%	104,80	90,74	63,28	90,85	244,69	65,50	4,05	0,25

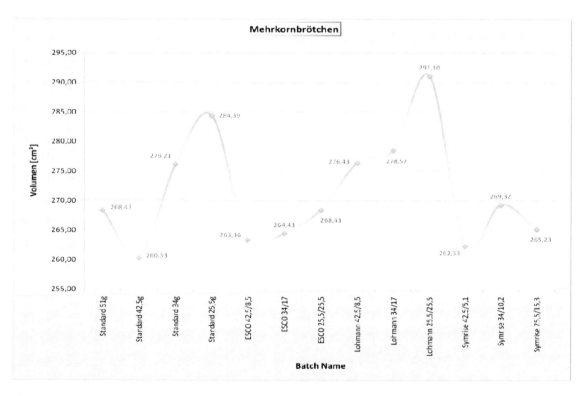

Abbildung 51: Ergebnisse Volumenmessung Versuchsreihe 17-20 (Diagramm; Quelle: eigene Abbildung)

Die Versuchsreihen 18 und 19 mit den Produkten der Hersteller ESCO und Dr. Lohmann schneiden erneut gut ab [Anlage 25 und 26]. Obwohl diesmal die Versuchsreihe 19 mit einem größeren Volumen hervorsticht (Tab. 22 und Abb. 51), überzeugt die Versuchsreihe 18 schlussendlich mit einer niedrigeren NaCl-Konzentration (Tab. 23 und Abb. 52; angestrebte Höchstmenge von ca. 1000 mg NaCl / 100g Gebäck jeweils bei 50% Reduzierung erreicht) und einem besseren Abschneiden beim Sensorik-Test (Tab. 24 und Abb. 53).

Tabelle 24: Ergebnisse Na-Bestimmung Versuchsreihe 17-20 (Quelle: eigene Tabelle)

BatchName	Absorbtion Mittelwert der Messungen	mg NaCl/L	mg NaCl / 100g Gebäck	Vergleich zum Standard
Standard 51g	0,738	10,595	1324,431	
Standard 42,5g	0,619	8,736	1092,016	-17,55%
Standard 34g	0,540	7,518	939,808	-29,04%
Standard 25,5g	0,441	6,054	756,710	-42,87%
ESCO 42,5/8,5	0,671	9,535	1191,907	-10,01%
ESCO 34/17	0,622	8,784	1098,010	-17,10%
ESCO 25,5/25,5	0,556	7,761	970,073	-26,76%
Lohmann 42,5/8,5	0,686	9,770	1221,201	-7,79%
Lohmann 34/17	0,654	9,282	1160,200	-12,40%
Lohmann 25,5/25,5	0,591	8,299	1037,363	-21,67%
Symrise 42,5/5,1	0,627	8,854	1106,720	-16,44%
Symrise 34/10,2	0,565	7,909	988,683	-25,35%
Symrise 25,5/15,3	0,458	6,306	788,283	-40,48%

Tabelle 25: Ergebnisse Sensorik-Test Versuchsreihe 17-20 (Quelle: eigene Tabelle)

	NaCl reduktion um 16,67%	NaCl reduktion um 16,67% + 16,67% Substitut ESCO	NaCl reduktion um 33,33% + 33,33% Substitut ESCO	NaCl reduktion um 16,67% + 16,67% Substitut Lohmann	NaCl reduktion um 33,33% + 33,33% Substitut Lohmann
Mehrkornbrötchen	2	1	2	2	2

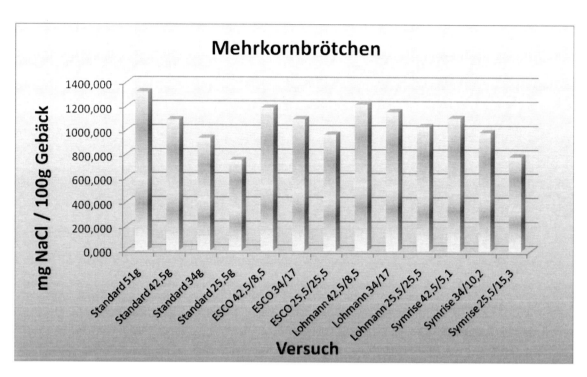

Abbildung 52: Ergebnisse Na-Bestimmung Versuchsreihe 17-20 (Diagramm; Quelle: eigene Abbildung)

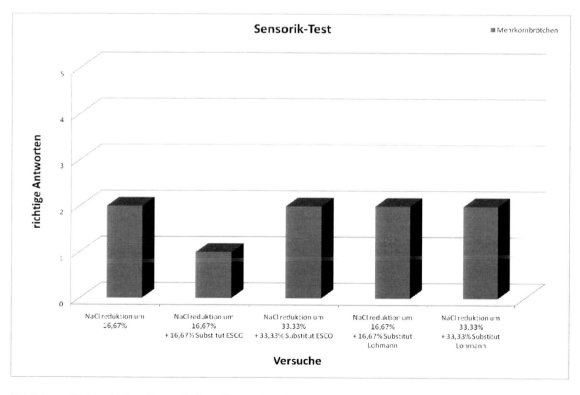

Abbildung 53: Ergebnisse Sensorik-Test Versuchsreihe 17-20 (Diagramm; Quelle: eigene Abbildung)

5   Fazit

Nachfolgend wir ein Fazit aus den Ergebnissen gezogen.

Substitut „Symrise":   **ungenügend**

Die Ergebnisse des Substitutes des Herstellers „Symrise" werden als ungenügend bewertet. Die Substitution dieses Produktes bringt keinerlei Vorteile oder Verbesserungen im Bezug zu einer Kochsalzreduzierung bei allen 5 Gebäcken mit sich. Außerdem besitzt es einen sehr intensiven Eigengeschmack, welcher sich, für den Einsatz bei Brot und Kleingebäck, als eine negative Eigenschaft auswirkt.

Ohne Substitut: **mangelhaft**

Eine einfache Reduzierung brachte bei einigen Gebäcken ein überraschendes Ergebnis mit sich. Teils wurden die Gebäcke schlechter, teils waren die Ergebnisse akzeptabel (Reduzierung um 16,67% bei Mischbrot, Kartoffelbrot und Dinkelvollkornbrot). Jedoch schnitten beide Brötchensorten schlecht ab und die akzeptablen Ergebnisse der verschiedenen Brote hatten noch einen Mangel. Diese unterschritten nämlich, trotz der Reduzierung, nicht die angestrebte Höchstgrenze von 400 mg Natrium / 100g Gebäck.

Substitut „Dr. Lohmann":   gut

Das Substitut von „Dr. Lohmann" wird als gut bewertet. Es zeigten sich gute Ergebnisse bei den Reduzierungen bzw. Substituierungen um 16,67% und 33,33% bei fast allen Gebäcken (Ausnahme: 33,33% Dinkelvollkornbrot). Jedoch wurde erneut sehr häufig die Höchstmenge an Natrium nicht unterschritten.

Substitut „ESCO":   sehr gut

Die Ergebnisse des Substitutes des Herstellers „ESCO" werden als sehr gut bewertet. Es zeigten sich sehr gute Ergebnisse bei den Reduzierungen bzw. Substituierungen um 16,67% und 33,33% bei allen Gebäcken. Im Gegensatz zu den anderen o. g. Varianten wurde bei diesem Produkt bei fast allen Versuchen die Höchstmenge an Natrium unterschritten.

Tabelle 26: Endergebnis und Fazit

Substitut	Symrise	ohne Substitut	Dr. Lohmann	ESCO
(Schul-) Note	6	5	2	1

6 Zusammenfassung

Da täglich zu viel Kochsalz zu sich genommen wird, besteht für einen Großteil der europäischen Bevölkerung ein Gesundheitsrisiko. Aus diesem Grund wurde die Verordnung (EG) Nr. 1924/2006 über nährwert- und gesundheitsbezogene Angaben bei Lebensmitteln von der EU-Kommission veröffentlicht. Die darin beschriebenen nährwertbezogenen Angaben beschreiben Nähr- und Inhaltstoffe verschiedenster Art, welche die Wertigkeit eines Lebensmittels für die Ernährung erhöhen. Gesundheitsbezogene Angaben weisen stattdessen auf Beziehungen zwischen einem Lebensmittel und/oder einem Lebensmittelbestandteil und der Gesundheit hin. In Zukunft dürfen diese nur noch gemacht werden, wenn das Lebensmittel einem bestimmten Nährwertprofil entspricht. Das BfR hat bei der Erstellung der Nährwertprofile Natrium als gesundheitsbeeinträchtigend eingestuft und dafür eine Höchstgrenze geschaffen. Für das Nährwertprofil, zu dem auch Brot und Kleingebäck gehört, beträgt diese 400mg Na = 1,012g NaCl / 100g Gebäck und liegt damit unter dem heutigen, durchschnittlichen Salzgehalt. Bei der Erstellung wurde allerdings nicht beachtet, dass Salz bei Brot und Kleingebäck nicht nur eine geschmackliche sondern auch eine technologische (Teig-/Gärstabilität, Gebäckbräune etc.) Bedeutung hat. Dies galt es nun, mit der praktischen Unterstützung der Uldo Backmittel GmbH Neu-Ulm, zu untersuchen. Dabei wurde nicht nur eine reine Salzreduzierung, sondern auch ein Substituierung mit Salzersatzstoffen dreier Hersteller (ESCO, Dr. Lohmann und Symrise) in Betracht gezogen. Die Reduzierung/Substituierung wurde an 5 Backwaren (Kaiserbrötchen, Mischbrot, Kartoffelbrot, Dinkelvollkornbrot und Mehrkornbrötchen) in 3 Stufen (16,67%, 33,33% und 50%) durchgeführt. Dafür mussten die Rezepturen umgeschrieben, die Teige hergestellt und die Brote und Kleingebäcke aufgearbeitet und gebacken werden.

Es wurden 20 Versuchsreihen mit je 4 Versuchen, also insgesamt 80 Versuche durchgeführt und diese von einem Backmeister und mir bewertet. Um Volumenunterschiede und den Beweis einer NaCl-Reduzierung exakt erfassen zu können, wurde von jedem Versuch das Volumen mit Hilfe eines 3D-Volumenmessgerätes und ebenso die NaCl-Konzentration mit einen F-AAS mit Na-HKL bestimmt. Als letzte Untersuchung wurden ausgewählte Versuche von einem geschulten Sensorik-Panel auf Geschmacksunterschiede im Bezug auf den Salzgeschmack untersucht. Die erhaltenen Ergebnisse wurden in dieser Studie ausgewertet, dokumentiert und diskutiert. Dabei heben sich die Versuche mit den Salzersatzstoffen der Hersteller ESCO und Dr. Lohmann enorm von den anderen ab. Das Produkt von Symrise wurde als ungenügend eingestuft. Eine einfache Reduzierung des Salzgehaltes um 16,67% ergab zwar noch akzeptable Ergebnisse, reicht aber als Reduzierung für die bald vorgeschriebene Höchstmenge an Natrium nicht aus. Diese Höchstmenge konnte nur mit einer Reduzierung und Substituierung der ESCO und Dr. Lohmann Produkte um 33,33% oder 50% unterschritten werden. Und nur diese Versuche erbrachten gleichzeitig noch akzeptable Gebäck-, Volumen- und Geschmacksergebnisse.

7 Summary

There's a health risk for most of the European population, because we ingest too much table salt daily. For this reason the regulation (EG) No. 1924/2006 about nutritional value and health oriented statements concerning food was published by the EU-commission. The nutritional value statements are related to diverse nutrients and ingredient types, which increase the priority of a food for the nutrition. Instead of that, health oriented statements point out the relationship between foods and / or a component part of food and health. In future it will only be allowed to use statements, when the food corresponds to a defined nutritional value profile. During the development of the nutritional value profile, sodium was classified by the BfR to influence health negatively and a maximum amount was created. For the nutritional value profile where bread belongs to, the maximum amount of sodium is 400mg = 1,012g salt / 100g bread. That is below the current, average salt content of bread. But during this development it was ignored, that salt in bread does not only have a technological impact (dough and fermentation stability, breadbrownness) but also an impact as regards taste. Now this should be assayed with the practical support by the Uldo Backmittel GmbH Neu-Ulm. Thereby we should not only consider a simple saltreduction -, but also a substitution with saltsubstitutes of three producers (ESCO, Dr. Lohmann and Symrise). The reduction/substitution was realized with 5 bakery products (wheat rolls, brown bread, potato bread, spelt wholemeal bread and corn rolls) in 3 steps (16,67%, 33,33% and 50%). So it was my business to change the recipes, to produce the dough and to fabricate bread and rolls. 20 test series with 4 tests per series, so altogether 80 tests, were made and assessed by a master baker and me. To detect the exact volume differences and the evidence of a saltreduction, the volume of each test was measured by a 3D-volumemeter and also the saltreduction of each test was analysed by F-AAS with sodium-HCL.

The last research was executed by a trained sensoric-panal who should analyse selected tests with reference to the salt taste. The received results were evaluated, documented and discussed in this study. Thereby the tests with the saltsubstitutes of the producers ESCO and Dr. Lohmann have silhouetted against the others. The product of Symrise has failed completely. The simple reduction of the salt content of about 16,67% caused indeed acceptable results, but this reduction is too little for the soon coming legal maximum amount of sodium. This maximum amount was only under-run by a reduction and substitution with the ESCO and Dr. Lohmann products of about 33,33% or 50%. Only these tests adduced simultaneously acceptable results concerning bread, volume and taste.

8 Quellenverzeichnis

Allgemeinen Bäcker-Zeitung (Hrsg.): Ausgabe 2008/29; Seite 8; 03.12.2008

Backmittelinstitut e.V. (Hrsg.): Handbuch für Backmittel und Backgrundstoffe; 1. Auflage; Hamburg: Behr's Verlag, 1999

Backwelt.de (Hrsg.): Auszeit für Nährwertkennzeichnung und Salzdebatte; Onlineartikel vom 18. März 2009; URL: http://www.backwelt.de/content/view/10695/80/; URL abgerufen am 20.03.2009

Belitz H.-D., Grosch W., Schieberle P.: Lehrbuch der Lebensmittelchemie; 5., vollständig überarbeitete Auflage; Berlin, Heidelberg, New York: Springer Verlag, 2001

Bundesinstitut für Risikobewertung (BfR, Hrsg.): Aktualisiertes Positionspapier des BfR; 12. März 2007; (Anlage 1)

Bundesinstitut für Risikobewertung (BfR, Hrsg.): Aktualisierte FAQ des BfR; 25. Mai 2007

Haber B.(Hrsg.), Meisterernst A.: Praxiskommentar Health & Nutrition Claims; 6. Aktualisierungs-Lieferung 10/2008; Hamburg: Behr's Verlag

Anon: Leitsätze für Brot und Kleingebäck vom 19. 10. 1993 (Beilage zum BAnz. Nr. 58 vom 24. 3. 1994, GMBl. Nr. 10 S. 346 vom 24. 3. 1994), zuletzt geändert am 19. 9. 2005 (BAnz. Nr. 184 vom 28. 9. 2005, GMBl. Nr. 55 S. 1125)

Mattisck R.; Schnepel F.M.; Steiner G.: Lebensmittelanalytik; Berlin, Heidelberg: Springer Verlag, 1989

Schünemann C.; Treu G.: Technologie der Backwarenherstellung: Fachkundlicher Leistungstest in der Bäckerausbildung; Alfeld: Gildebuchverlag, 2003-2004

Unbehend G., Elbegzaya N., Kuschmann S.: Bestimmung des Kochsalzgehaltes und bäckereitechnologische Möglichkeiten zur Reduktion des Natriumgehaltes in Brot und Kleingebäck; Abschnitt 5.2; Zusammenfassung der 59. Bäckerei-Technologietagung; Arbeitsgemeinschaft Getreideforschung (AGF) Detmold, 2008

9 Anhang

Anhang 1: ....erarbeitetes Positionspapier des BfR vom 12. März 2007
Anhang 2: .... Leitsätze für Brot und Kleingebäck
Anhang 3: ....Anleitung des F-AAS
Anhang 4: ....Fragebogen zur Dreiecksprüfung (Beispiel)
Anhang 5: .... Spezifikation: „Dr. Lohmann", Loma Salt RS 50
Anhang 6: ....Spezifikation: „ESCO", Balance Salt
Anhang 7: ....Spezifikation: „Symrise", SY00383453
Anhang 8: .... Versuchsreihe 1 mit Beurteilung
Anhang 9: .... Versuchsreihe 2 mit Beurteilung
Anhang 10: .... Versuchsreihe 3 mit Beurteilung
Anhang 11: .... Versuchsreihe 4 mit Beurteilung
Anhang 12: .... Versuchsreihe 5 mit Beurteilung
Anhang 13: .... Versuchsreihe 6 mit Beurteilung
Anhang 14: .... Versuchsreihe 7 mit Beurteilung
Anhang 15: .... Versuchsreihe 8 mit Beurteilung
Anhang 16: .... Versuchsreihe 9 mit Beurteilung
Anhang 17: ....Versuchsreihe 10 mit Beurteilung
Anhang 18: ....Versuchsreihe 11 mit Beurteilung
Anhang 19: ....Versuchsreihe 12 mit Beurteilung
Anhang 20: ....Versuchsreihe 13 mit Beurteilung
Anhang 21: ....Versuchsreihe 14 mit Beurteilung
Anhang 22: ....Versuchsreihe 15 mit Beurteilung
Anhang 23: ....Versuchsreihe 16 mit Beurteilung
Anhang 24: ....Versuchsreihe 17 mit Beurteilung
Anhang 25: ....Versuchsreihe 18 mit Beurteilung
Anhang 26: ....Versuchsreihe 19 mit Beurteilung
Anhang 27: ....Versuchsreihe 20 mit Beurteilung

Anhang 1: erarbeitetes Positionspapier des BfR vom 12. März 2007

Bundesinstitut für Risikobewertung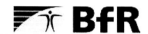

Erarbeitete Positionen

1. Nährwertprofile sollten spezifisch für Lebensmittelkategorien formuliert werden.

2. Die Auswahl der zu berücksichtigenden Nährstoffe sollte aus wissenschaftlich anerkannten Zusammenhängen zwischen dem Verzehr bestimmter Nährstoffe und einem erhöhten bzw. erniedrigten Risiko für das Auftreten chronischer Krankheiten abgeleitet werden.

3. Eine in der Bevölkerung bestehende Nährstoffunterversorgung könnte als weiteres wichtiges Kriterium herangezogen werden.

4. Für die Formulierung von Nährwertprofilen wird die Anwendung von „disqualifizierenden" Nährstoffen befürwortet.
   „Qualifizierende" Nährstoffe könnten ebenfalls als Kriterien herangezogen werden. Zusätzlich könnte gefordert werden, dass die „qualifizierenden" Nährstoffe natürlicherweise in den Lebensmitteln enthalten sein müssen.

5. Die Berücksichtigung folgender Nährstoffe wird vorgeschlagen:

   - disqualifizierende Nährstoffe:
     Fett, gesättigte Fettsäuren, trans-Fettsäuren, Zucker und Natrium/Salz

   - qualifizierende Nährstoffe:
     Ballaststoffe, Folat, Omega-3-Fettsäuren und Calcium

   Diese Nährstoffauswahl ist unabhängig vom Geschlecht und für alle Altersgruppen der Bevölkerung relevant.

6. Als Bezugssystem wird „100 g bzw. 100 ml eines Lebensmittels" vorgeschlagen.

7. Ein Grenzwertsystem wird einem bewertenden Punktesystem vorgezogen.

8. a) Die Grenzwertfestsetzung könnte sich an bestehenden nationalen und/oder internationalen Ernährungsempfehlungen und Richtlinien orientieren.
   b) Alternativ könnten die im Anhang der Verordnung (EG) Nr. 1924/2006 festgelegten Grenzwerte für nährwertbezogene Angaben als Ober- bzw. Untergrenzen übernommen werden.
   c) Die Grenzwertfestsetzung könnte auch anhand eines Referenzlebensmittels der entsprechenden Lebensmittelkategorie vorgenommen werden.

9. Lebensmittel, die wesentliche Zufuhrquellen qualifizierender Nährstoffe darstellen und gleichzeitig disqualifizierende Nährstoffe enthalten (z.B. Vollmilch enthält Calcium und Fett), sollten nicht von der Möglichkeit, eine Werbeaussage zu tragen, ausgeschlossen werden.

10. Aus ernährungswissenschaftlicher Sicht kann es angezeigt sein, bestimmte Lebensmittel von der Möglichkeit, eine Werbeaussage zu tragen, auszunehmen.

11. Unverarbeitete Lebensmittel (landwirtschaftliche Primärprodukte) sollten Werbeaussagen tragen dürfen, ohne dass dafür Nährwertprofile festgelegt werden müssen. Dadurch

Bundesinstitut für Risikobewertung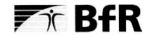

soll einer Verschiebung des Verzehrs von unverarbeiteten zu (hoch)verarbeiteten, beworbenen Lebensmitteln entgegen gewirkt werden.

12. Auf Durchführbarkeit und leichte Anwendbarkeit der Nährwertprofile durch die Hersteller und Überwachungsbehörden ist Wert zu legen.

Begründungen

<u>zu den Positionen 1 und 11:</u>

Um eine Entscheidung darüber zu treffen, ob Nährwertprofile über alle Lebensmittel pauschal entwickelt werden sollten oder spezifisch für einzelne Lebensmittelkategorien, wurden die jeweiligen Vor- und Nachteile dieser beiden Alternativen gegeneinander abgewogen.

Vorteile für die Entwicklung von Lebensmittelkategorie-spezifischen Nährwertprofilen, die gegen eine Pauschallösung sprechen, sind:
> Prinzipiell werden alle Lebensmittelkategorien als Teil einer gesunden Ernährung gesehen; es gibt aber <u>innerhalb</u> der Kategorien Unterschiede in den Nährwerteigenschaften der Lebensmittel.
> Der Beitrag, den die einzelnen Lebensmittelkategorien zur Gesamternährung leisten, kann berücksichtigt werden (Häufigkeit und Mengen des Verzehrs; Verzehrmuster); bei einem einheitlichen Nährwertprofil für alle Lebensmittel wäre dies nicht möglich.
> Durch diese Verfahrensweise kann den besonderen Eigenheiten einzelner Lebensmittelkategorien Rechnung getragen werden.
> Durch die kategoriespezifische Herangehensweise können einzelne Lebensmittel innerhalb einer Kategorie gezielt von der Möglichkeit, eine Werbeaussage zu tragen, ausgeschlossen werden. Das pauschale Anlegen eines Maßstabes für alle Lebensmittel könnte dagegen zum Ausschluss von Lebensmittelkategorien führen, die wesentlich zur Versorgung mit essentiellen Nährstoffen in einer gesunden Ernährung beitragen (z.B. Vollmilch, Pflanzenöle).

Die Arbeitsgruppe hat die für die Formulierung von Nährwertprofilen in Frage kommenden Lebensmittelkategorien anhand der Daten des Bundeslebensmittelschlüssels (BLS) und der für die deutsche Bevölkerung typischen Verzehrgewohnheiten identifiziert. Da es noch keine einheitliche europäische Lebensmittelklassifikation gibt, wurde die Lebensmittelklassifikation des BLS Version II.3 verwendet. Bei der Festlegung von Lebensmittelkategorien sollte die Bedeutung des Lebensmittels bzw. der Lebensmittelkategorie für die Gesamternährung berücksichtigt werden. Auf der Basis von in Deutschland häufig verzehrten Lebensmitteln ergab sich eine Übereinstimmung mit Lebensmittelkategorien und -produkten, die als Trägerlebensmittel für die Anreicherung verwendet werden oder als sog. „Kinder"-Lebensmittel auf dem Markt sind. Von der Arbeitsgruppe wurden diese Lebensmittel deshalb in folgende Lebensmittelkategorien aufgeteilt:

- Getreideerzeugnisse
- Milchprodukte/Milchmischerzeugnisse (ausgenommen Käse)
- Convenience-Produkte/Fertigerzeugnisse
- Fleischfertig-/Wurstwaren
- Getränke/-pulver/Soft Drinks/Fruchtsaftgetränke
- Süßigkeiten/Süßwaren

Bundesinstitut für Risikobewertung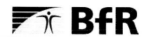

Für Lebensmittelkategorien, die ausschließlich landwirtschaftliche Primärprodukte (z.B. Fisch, Fleisch, Obst oder Gemüse enthalten, müssen keine Nährwertprofile erarbeitet werden. Trotzdem sollten sie mit gesundheitsbezogenen Angaben beworben werden dürfen (siehe Position 11).

<u>zu den Positionen 2, 3, 4 und 5:</u>

Es bestehen kausale Zusammenhänge zwischen Ernährung und Gesundheit sowie der Beeinflussung der körperlichen Aktivität durch Veränderungen des Lebensstils. Übermäßiger Verzehr von bestimmten Nährstoffen, wie Fett, gesättigte Fettsäuren, trans-Fettsäuren, Zucker bzw. Salz/Natrium, ist mit einem erhöhten Risiko chronischer Krankheiten, wie Arteriosklerose, koronare Herzkrankheit, Bluthochdruck, Übergewicht und Folgeerkrankungen sowie bestimmten Krebserkrankungen, Osteoporose und Karies, assoziiert. In Tabelle 1 ist der Zusammenhang des Verzehrs dieser Nährstoffe mit Krankheiten und der Evidenzgrad für diesen Zusammenhang nach WHO (2003) dargestellt.

Tabelle 1: Beziehung zwischen dem Verzehr von Nährstoffen und dem Risiko für Krankheiten mit Angabe des Evidenzgrades (nach WHO, 2003)*

	Gesamtfett	Gesättigte Fettsäuren	trans-Fettsäuren	Zucker	Salz/Natrium
Übergewicht/Adipositas	+++			++	
Diabetes mellitus Typ 2	+	++	+		
Herzkreislaufkrankheiten		+++	+++		+++
Karies				+++	
Osteoporose					+

* Die WHO unterscheidet vier Evidenzgrade für einen kausalen Zusammenhang:
Überzeugend, wahrscheinlich, möglich und unzureichend. Die ersten drei Kategorien werden mit +++, ++ und + wiedergegeben.

Für die folgenden Nährstoffe liegen demnach überzeugende wissenschaftliche Belege für Kausalzusammenhänge zwischen deren Zufuhr und der Entstehung von chronischen Krankheiten vor:

- Energiegehalt/Energiedichte   Adipositas
- Gesamtfett   Adipositas
- Gesättigte Fettsäuren   Herzkreislaufkrankheiten (KHK)
- Natrium/Kochsalz   Herzkreislaufkrankheiten (KHK)
- Zucker   Karies

Das Vorhandensein dieser Nährstoffe in einem Lebensmittel oberhalb eines definierten Grenzwertes kann, entsprechend den Anforderungen an das jeweilige Nährwertprofil, dazu führen, dass positive Werbeaussagen für dieses Lebensmittel nicht zulässig sind (disqualifizierende Nährstoffe).

Neben Nährstoffen, denen eine kausale Rolle in der Erhöhung des Krankheitsrisikos zukommt, gibt es Nährstoffe, denen günstige Wirkungen in Bezug auf die Risikoreduktion von

Bundesinstitut für Risikobewertung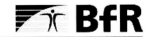

Krankheiten zugeschrieben werden. Diese Beziehungen sind in **Tabelle 2** dargestellt. Als Grundlage diente wiederum der WHO-Bericht (2003).

Tabelle 2: Beziehung zwischen dem Verzehr von Nährstoffen und der Verringerung des Risikos für Krankheiten mit Angabe des Evidenzgrades (nach WHO, 2003)*

	Ballaststoffe	n-3 Fettsäuren	PUFA	EPA + DHA	Kalium	MUFA	Pflanzensterole/ -stanole	Folat	sekundäre Pflanzenstoffe	Fluorid	Vitamin D	Calcium
Übergewicht Adipositas	+++											
Diabetes mellitus Typ 2	++	+										
Herzkreislauferkrankungen	++		+++	+++	+++	++	++	++	+			
Karies	+									+++		
Osteoporose											+++	+++

*Die WHO unterscheidet vier Evidenzgrade für einen kausalen Zusammenhang:
Überzeugend, wahrscheinlich, möglich und unzureichend. Die ersten drei Kategorien werden mit +++, ++ und + wiedergegeben.

Für die folgenden Nährstoffe liegen gesicherte wissenschaftliche Belege über die Verringerung eines Krankheitsrisikos vor:

> Ballaststoffe (gesamt)   Erhöhung der Dickdarmmotilität
> Lösliche Ballaststoffe   Senkung des KHK-Risikos
> n-3-Fettsäuren   Senkung des KHK-Risikos
> Calcium   günstige Wirkung auf den Knochen (Osteoporose)
> Folat   Prävention von Neuralrohrdefekten; Senkung des Homocysteinspiegels

Das Vorhandensein dieser Nährstoffe in einem Lebensmittel in relevanten Mengen kann – entsprechend den formulierten Anforderungen an das jeweilige Nährwertprofil – dazu beitragen, dass für das betreffende Lebensmittel positive Werbeaussagen zulässig werden („qualifizierende" Nährstoffe). Im Zusammenhang mit den qualifizierenden Nährstoffen wurde auch diskutiert, ob sich deren ernährungsphysiologischer Wert ausschließlich auf die Zufuhr aus der natürlichen Matrix bezieht oder ob eine Übertragung der positiven Eigenschaften auf die jeweilige isolierte Nährstoffform gerechtfertigt ist. Letzteres wurde verneint. Aus diesem Grund sprach sich die Arbeitsgruppe dafür aus, dass die für ein Nährwertprofil geforderten qualifizierenden Stoffe in den Lebensmitteln natürlicherweise enthalten sein sollten.

Eine gesteigerte Zufuhr der o. g. Nährstoffe ist auch vor dem Hintergrund, dass nicht alle Bevölkerungsgruppen in Deutschland die Referenzwerte für diese Nährstoffe erreichen, zu empfehlen. So ergibt sich aus den im Rahmen des Ernährungssurveys 1998 erhobenen Verzehrdaten (siehe Abb 1.), dass eine Steigerung der Folat-/Folsäurezufuhr wünschenswert wäre. Auch die Zufuhr an Ballaststoffen ist bei fast allen Personengruppen, bis auf Männer

Bundesinstitut für Risikobewertung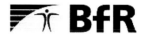

ab 65 Jahren, im Durchschnitt niedriger als der D-A-CH-Referenzwert von 30 g pro Tag (Deutsche Gesellschaft für Ernährung, 2004).

Abb. 1: Überblick über die Zufuhr an Mikronährstoffen bei Frauen und Männern in Deutschland (nach Mensink, 2001)

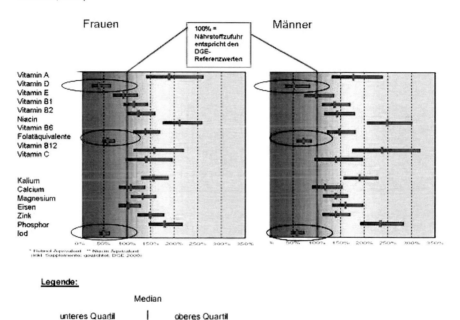

zu den Positionen 6, 7, 8 und 12:

Alternative Herangehensweisen bestehen in der Entwicklung eines Punktesystems, wie es im Modell der britischen Food Standards Agency (FSA) vorgeschlagen wird, oder in der Festlegung von Grenzwerten für relevante Nährstoffe. Das Punktesystem der FSA rechnet die unerwünschten gegen die erwünschten Nährstoffe in Lebensmitteln auf, um zu einer Bewertung des Lebensmittels zu kommen. Über die Auswahl von bewerteten Lebensmitteln kann die tägliche Ernährung bewusster gestaltet werden. Ein solches System eignet sich für die Steuerung der individuellen Lebensmittelauswahl, nicht jedoch für die Definition einer Zusammensetzung von Lebensmitteln, die als Voraussetzung für die Zulassung von Werbeaussagen dienen soll. Außerdem müsste das Punktesystem mit sehr vielen Ausnahmeregeln operieren, da sonst in der praktischen Anwendung zum Teil unsinnige Ergebnisse erzielt werden.

Die Sicherung einer gesundheitlich positiven Nährstoffzusammensetzung von Lebensmitteln, die mit einem Health Claim ausgelobt werden, erfolgt am einfachsten über die Festlegung von Grenzwerten für relevante Nährstoffe unter Berücksichtigung der typischen Zusammensetzung der Produkte innerhalb einer Lebensmittelkategorie. Als Bezugsgrößen stehen die Energie oder die Masse bzw. das Volumen, entweder als übliche Portionsgröße oder standardisiert auf 100 g bzw. 100 ml zur Auswahl. Gegen die Basis Energie spricht die Tatsache,

Bundesinstitut für Risikobewertung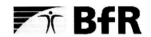

dass zahlreiche Getränke energiefrei bzw. energiearm sind, was gesonderte Verfahren für diese Lebensmittel erfordern würde. Die Wahl der Masse bzw. des Volumens als Bezugsgröße lässt dagegen ein einheitliches System zu. Präferiert werden Standardmengen von 100 g bzw. 100 ml. Die üblichen Portionsgrößen für einzelne Lebensmittel sind regional und individuell sehr unterschiedlich und müssten daher standardisiert werden. Es sei daran erinnert, dass die Nährwertprofile nicht als Information an den Endverbraucher gerichtet sind, sondern dass sie die Übereinstimmung zwischen der gesundheitlichen Werbeaussage und der Produktzusammensetzung sicherstellen sollen.

Lebensmittel sind in unterschiedlichem Maße Quelle für Nährstoffe, was in der Erstellung von Nährwertprofilen zu berücksichtigen ist. Dies könnte durch Ableitung der Grenzwerte aus bestehenden nationalen und/oder internationalen Ernährungsempfehlungen geschehen. Die Grenzwerte für die Produkte würden sich dann von einem relevanten Anteil an der täglichen Zufuhr ableiten. Die konkreten Werte wären abhängig davon, welche Ernährungsempfehlungen zugrunde gelegt werden und wie der „relevante Anteil" definiert wird. Die amerikanische Food and Drug Administration (FDA) wählte z.B. für disqualifizierende Nährstoffe 20 % der empfohlenen Tagesverzehrmenge pro Verzehrsportion als Ausschlusskriterium und für qualifizierende Nährstoffe 10 % der Tagesempfehlung pro Verzehrsportion als Einschlusskriterium. Dieses Vorgehen erfordert die Standardisierung von Verzehrsportionen, was einer einfachen Umsetzung entgegensteht.

Alternativ könnten die im Anhang der Verordnung (EG) 1924/2006 festgelegten Grenzwerte für nährwertbezogene Angaben (niedrig an ..... bzw. reich an ....) als Aus- oder Einschlusskriterien in die Nährwertprofile übernommen werden. Diese Übertragung wäre einfach zu realisieren; es müsste jedoch für jede betrachtete Lebensmittelkategorie entschieden werden, welche der Grenzwerte sinnvoll heranzuziehen sind. Eine dritte Möglichkeit wäre die Grenzwertfestsetzung anhand eines Referenzlebensmittels der entsprechenden Lebensmittelkategorie oder die Grenzsetzung anhand der Verteilung der Nährstoffkonzentrationen zwischen vergleichbaren Produkten innerhalb einer solchen Kategorie. In beiden Fällen wäre die Ableitung kategorie-spezifischer Grenzwerte gewährleistet, der Beitrag der Lebensmittel an der Nährstoffzufuhr bliebe im Nährwertprofil jedoch unberücksichtigt.

Referenzen

Deutsche Gesellschaft für Ernährung e.V. (Hrsg.) (2004) Ernährungsbericht 2004. Bonn.

FDA (2002) Code of Federal Regulations, Title 21 – Food and drugs (volume 2), Chapter I – Food and Drug Administration, Department of Health and Human Services, Part 101 – Food Labelling – Table of Contents, Subpart A – General Provisions, Sec. 101.14 Health claims: general requirements and Subpart E – Specific Requirements for Health Claims. U.S. Government Printing Office, Revised as of April 1, 2002.

Mensink GBM (2001) Wie ist der Gesundheits- und Ernährungszustand in Deutschland? In: Oltersdorf U, Gedrich K (Hrsg.) Ernährungsziele unserer Gesellschaft: Die Beiträge der Ernährungsverhaltenswissenschaft. Bundesforschungsanstalt für Ernährung, Karlsruhe, 7-15.

Verordnung (EG) Nr. 1924/2006 und Berichtigung der Verordnung (EG) Nr. 1924/2006 des Europäischen Parlaments und des Rates vom 20. Dezember 2006 über nährwert- und gesundheitsbezogene Angaben über Lebensmittel (Amtsblatt der Europäischen Union L 404 vom 30. Dezember 2006):
http://eurlex.europa.eu/LexUriServ/site/de/oj/2007/l_012/l_01220070118de00030018.pdf

Bundesinstitut für Risikobewertung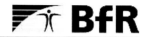

WHO (2003) Diet, nutrition and the prevention of chronic disease. Report of a Joint WHO/FAO Expert Consultation. World Health Organisation/Food and Agriculture Organisation of the United Nations. WHO Technical Report Series No 916, Geneva.

Anhang 2: <u>Leitsätze für Brot und Kleingebäck</u>

Leitsätze für Brot und Kleingebäck

vom 19. 10. 1993 (Beilage zum BAnz. Nr. 58 vom 24. 3. 1994, GMBl. Nr. 10 S. 346 vom 24. 3. 1994), zuletzt geändert am 19. 9. 2005 (BAnz. Nr. 184 vom 28. 9. 2005, GMBl. Nr. 55 S. 1125)

Die Leitsätze gelten für Brot und Kleingebäck, für die zu ihrer Herstellung bestimmten vorgebackenen Erzeugnisse oder Teige sowie für die zur Abgabe an den Endverbraucher bestimmten Backmischungen.

I. Allgemeine Beurteilungsmerkmale

1. Begriffsbestimmungen

   1.1 Brot
   Brot wird ganz oder teilweise aus Getreide und/oder Getreideerzeugnissen, meist nach Zugabe von Flüssigkeit, sowie von anderen Lebensmitteln (z.B. Leguminosen-, Kartoffelerzeugnisse) in der Regel durch Kneten, Formen, Lockern, Backen oder Heißextrudieren des Brotteiges hergestellt.

   Brot enthält weniger als 10 Gewichtsteile Fett und/oder Zuckerarten auf 90 Gewichtsteile Getreide und/oder Getreideerzeugnisse.

   1.2 Kleingebäck
   Kleingebäck entspricht den Anforderungen an Brot, sofern nicht in Abschnitt III (Besondere Beurteilungsmerkmale für Kleingebäck) etwas anderes beschrieben ist.

   Das Gewicht des Einzelstücks liegt nicht über 250 g.

   1.3 Vorgebackene Erzeugnisse
   Vorgebackene Erzeugnisse entsprechen in ihrer Zusammensetzung Brot oder Kleingebäck, für deren Herstellung sie bestimmt sind.

   1.4 Teige
   Teige entsprechen in ihrer Zusammensetzung Brot oder Kleingebäck, für deren Herstellung sie bestimmt sind.

   1.5 Backmischungen
   Backmischungen zur Abgabe an den Endverbraucher enthalten außer Wasser und Hefe alle Zutaten in den Anteilen, wie sie zur Herstellung des beschriebenen Brotes oder Kleingebäcks erforderlich sind.

   1.6 Backmittel
   Backmittel sind Mischungen von Lebensmitteln einschließlich Zusatzstoffen, die dazu bestimmt sind, die Herstellung von Backwaren zu erleichtern oder zu vereinfachen, die wechselnden Verarbeitungseigenschaften der Rohstoffe auszugleichen und die Qualität der Backwaren zu beeinflussen. Sie werden meist in einer Menge von weniger als 10 Prozent (auf Mehl berechnet) bei der Teigherstellung zugegeben.

   1.7 Getreide
   Getreide sind die Brotgetreidearten Weizen und Roggen (auch Dinkel) sowie die anderen Getreidearten Buchweizen, Gerste, Hafer, Hirse, Mais, Reis und Triticale.

1.8 Getreideerzeugnisse
Getreideerzeugnisse sind sämtliche Erzeugnisse aus gereinigtem Getreide, welches weiter bearbeitet wurde (z.B. durch Zerkleinern, Quetschen, Fraktionieren, Erhitzen), z.B. Mehl, Backschrot, Vollkornmehl, Vollkornschrot, Grieß und Dunst, Keime, Flocken und Speisekleie.

Getreide-Vollkornerzeugnisse wie Vollkornmehl und Vollkornschrot enthalten die gesamten Bestandteile der gereinigten Körner einschließlich des Keimlings. Die Körner können jedoch von der äußeren Fruchtschale befreit sein.

Werden Keime, Speisekleie, Kleber und Stärke zugesetzt, bleiben diese bei der Berechnung der Getreideerzeugnisse unberücksichtigt.

1.9 Fette
Fette im Sinne dieser Leitsätze sind Butter, Milchfetterzeugnisse [1], Margarine- und Mischfetterzeugnisse [2], Speisefette und Speiseöle sowie deren Zubereitungen. Soweit Fette gegenseitig ersetzt werden können, gelten für die in diesen Leitsätzen angegebenen Mindestzusätze an Fetten unter Berücksichtigung der unterschiedlichen Wassergehalte der verschiedenen Fettarten rechnerisch folgende Verhältnisse:

10 kg Butter entsprechen 8,2 kg Butterreinfett oder 8,2 kg Butterfett, fraktioniert oder 8,6 kg Butterfett.

10 kg Butter entsprechen 10,25 kg Margarine.

10 kg Margarine entsprechen 8 kg praktisch wasserfreier Fette.

1.10 Zuckerarten
Zuckerarten im Sinne dieser Leitsätze sind alle verkehrsüblichen Zuckerarten.

1.11 Sauerteig
Sauerteig ist ein Teig, dessen Mikroorganismen (z.B. Milchsäurebakterien, Hefen) aus Sauerteig oder Sauerteigstartern sich in aktivem Zustand befinden oder reaktivierbar sind. Sie sind nach Zugabe von Getreideerzeugnissen und Wasser zur fortlaufenden Säurebildung befähigt.

Teile eines Sauerteiges werden als Anstellgut für neue Sauerteige verwendet. Die Lebenstätigkeit der Mikroorganismen wird erst durch Backen oder Heißextrudieren beendet. Die Säurezunahme des Sauerteigs beruht ausschließlich auf dessen Gärungen. Den Säuregehalt (Säuregrad) beeinflussende Zutaten, ausgenommen Sauerteigbrot, werden nicht verwendet.

1.12 Mengenangaben
Die in den Leitsätzen angegebenen Mengen sind Gewichtsangaben in Teilen oder Prozenten, soweit keine davon abweichenden Angaben gemacht werden. Sie beziehen sich, sofern es nicht ausdrücklich anders vermerkt ist, auf die Gesamtmenge des verwendeten Getreides und/oder der Getreideerzeugnisse.

2. Mitverwendung von Brot
Die Verwendung von verkehrsfähigem hygienisch einwandfreiem Brot bei der Brotherstellung ist üblich, bei Brot mit überwiegendem Weizenanteil bis zu 6 Prozent, bei überwiegendem Roggenanteil bis zu 20 Prozent, jeweils berechnet als Frischbrot. Das mitverwendete Brot ist im Enderzeugnis mit bloßem Auge nicht erkennbar.

3. Mindestanteile wertbestimmender Zutaten
Bei Zutaten, die in der Bezeichnung oder Aufmachung von Brot und Kleingebäck zum Ausdruck kommen, werden - vorbehaltlich der Besonderen Beurteilungsmerkmale nach Abschnitt II - folgende Mindestmengen verwendet oder eingehalten:

3.1 Sauerteig
Sauerteigbrot wird so hergestellt, daß die gesamte zugesetzte Säuremenge aus Sauerteig stammt. Auf Nummer 1.11 wird verwiesen.

Hinweise auf die Mitverwendung von Sauerteig sind nur üblich, wenn die zugesetzte Säuremenge zu mehr als zwei Dritteln aus Sauerteig stammt.

Bei Bauern-/Landbrot mit einem Roggenanteil über 20 Prozent stammt die zugesetzte Säuremenge zu mindestens zwei Dritteln aus Sauerteig.

3.2 Butter
Auf 100 kg Getreideerzeugnisse werden mindestens 5 kg Butter oder entsprechende Mengen Michfetterzeugnisse zugegeben. Andere Fette - außer als Trennfette - werden nicht verwendet; die Verwendung von Emulgatoren wird davon nicht berührt.

3.3 Milch
Auf 100 kg Getreideerzeugnisse werden mindestens 50 l standardisierte Vollmilch [3] oder entsprechende Mengen Kondensmilch - und/oder entsprechende Mengen Trockenmilcherzeugnisse - auch ergänzt durch Butterfett - zugegeben.

3.4 Milcheiweiß
Auf 100 kg Getreideerzeugnisse werden mindestens 2 kg Milcheiweiß zugegeben.

3.5 Buttermilch, Joghurt, Kefir, Molke
Auf 100 kg Getreideerzeugnisse werden mindestens 15 l Buttermilch, Joghurt, Kefir, Molke oder eine entsprechende Menge Trockenerzeugnisse zugegeben.

3.6 Quark
Auf 100 kg Getreideerzeugnisse werden mindestens 10 kg Speisequark (Frischkäse) oder eine entsprechende Menge Trockenerzeugnisse zugegeben.

3.7 Weizenkeime
Auf 100 kg Getreideerzeugnisse werden mindestens 10 kg Weizenkeime mit einem Mindestfettgehalt von 8 Prozent in der Trockenmasse zugegeben.

3.8 Leinsamen, Sesam, Sonnenblumenkerne, Nüsse, Mohn und andere Ölsamen
Auf 100 kg Getreideerzeugnisse werden mindestens 8 kg nicht entfetteter Ölsamen zugegeben. Bei Mohnbrot, Mohnkleingebäck, Sesamkleingebäck sowie Sonnenblumenkernkleingebäck genügt eine deutlich sichtbare Krustenauflage.

3.9 Rosinen/Sultaninen, Korinthen
Auf 100 kg Getreideerzeugnisse werden mindestens 15 kg luftgetrockneter Rosinen/Sultaninen und/oder Korinthen zugegeben.

3.10 Speisekleien und Ballaststoffkonzentrate
Auf 100 kg Getreideerzeugnisse werden mindestens 10 kg Weizenspeisekleie mit mindestens 50 Prozent Gesamtballaststoffen in der Trockenmasse zugegeben. Die Dosierung anderer Speisekleien und/oder Ballaststoffkonzentrate richtet sich nach ihrem jeweiligen Gesamtballaststoffgehalt im Verhältnis zur Weizenspeisekleie. Der Stärkegehalt der Weizenspeisekleie überschreitet nicht 15 Prozent in der Trockenmasse.

3.11 Wird in Verbindung mit der Verkehrsbezeichnung auf Schrotanteile durch Zusätze wie „mit Schrotanteil" hingewiesen, so werden bei der Herstellung mindestens 10 Prozent Getreideschrot, bezogen auf Gesamtgetreideerzeugnisse, verwendet.

3.12 Wird in der Bezeichnung oder Aufmachung auf andere Zutaten hingewiesen, werden diese in solchen Mengen verwendet, daß die durch sie bezweckten besonderen

Eigenschaften bei den typischen Erzeugnismerkmalen sensorischer Art deutlich oder bei solchen ernährungsphysiologischer Art wertbestimmend in Erscheinung treten.

II. Besondere Beurteilungsmerkmale für Brot

Wird Brot mit den folgenden Verkehrsbezeichnungen in den Verkehr gebracht, entspricht es den jeweiligen Beurteilungsmerkmalen. Verkehrsbezeichnungen sind kursiv gedruckt.

1. *Weizenbrot* oder *Weißbrot*
   Weizenbrot oder Weißbrot wird aus mindestens 90 Prozent Weizenmehl hergestellt.

2. *Weizenmischbrot*
   Weizenmischbrot wird aus mehr als 50, jedoch weniger als 90 Prozent Weizenmehl hergestellt.

3. *Roggenbrot*
   Roggenbrot wird aus mindestens 90 Prozent Roggenmehl hergestellt.

4. *Roggenmischbrot*
   Roggenmischbrot wird aus mehr als 50, jedoch weniger als 90 Prozent Roggenmehl hergestellt.

5. *Weizenvollkornbrot*
   Weizenvollkornbrot wird aus mindestens 90 Prozent Weizenvollkornerzeugnissen hergestellt.

6. *Roggenvollkornbrot*
   Roggenvollkornbrot wird aus mindestens 90 Prozent Roggenvollkornerzeugnissen hergestellt. Die zugesetzte Säuremenge stammt zu mindestens zwei Dritteln aus Sauerteig.

7. *Vollkornbrot*
   Vollkornbrot wird aus mindestens 90 Prozent Roggen- und Weizenvollkornerzeugnissen in beliebigem Verhältnis zueinander hergestellt. Die zugesetzte Säuremenge stammt zu mindestens zwei Dritteln aus Sauerteig.

   Ein *Weizenroggenvollkornbrot* wird aus mehr als 50 Prozent Weizenvollkornerzeugnissen hergestellt.

   Ein *Roggenweizenvollkornbrot* wird aus mehr als 50 Prozent Roggenvollkornerzeugnissen hergestellt.

8. *Hafervollkornbrot* oder Vollkornbrote mit anderen Getreidearten
   Hafervollkornbrot wird aus mindestens 20 Prozent Hafervollkornerzeugnissen, insgesamt aus mindestens 90 Prozent Vollkornerzeugnissen, hergestellt. Entsprechendes gilt für Vollkornbrote mit Bezeichnungen von anderen Getreidearten (z.B. *Gerstenvollkornbrot*).

   Die zugesetzte Säuremenge stammt zu mindestens zwei Dritteln aus Sauerteig.

9. *Weizenschrotbrot*
   Weizenschrotbrot wird aus mindestens 90 Prozent Weizenbackschrot hergestellt.

10. *Roggenschrotbrot*
    Roggenschrotbrot wird aus mindestens 90 Prozent Roggenbackschrot hergestellt.

11. *Schrotbrot*
    Schrotbrot wird aus mindestens 90 Prozent Roggen- und Weizenbackschrot in beliebigem Verhältnis zueinander hergestellt.

Weizenroggenschrotbrot wird aus mehr als 50 Prozent Weizenbackschrot hergestellt.

Roggenweizenschrotbrot wird aus mehr als 50 Prozent Roggenbackschrot hergestellt.

12. *Pumpernickel*
    Pumpernickel wird aus mindestens 90 Prozent Roggenbackschrot und/oder Roggenvollkornschrot mit Backzeiten von mindestens 16 Stunden hergestellt. Wird Pumpernickel aus Vollkornschrot hergestellt, so stammt die zugesetzte Säuremenge zu mindestens zwei Dritteln aus Sauerteig.

13. Toastbrote

    Insbesondere werden hergestellt:

    - *Toastbrot* aus mindestens 90 Prozent Weizenmehl

    - *Weizenvollkorntoastbrot* aus mindestens 90 Prozent Weizenvollkornerzeugnissen. Wird Säure zugesetzt, so stammt sie zu mindestens zwei Dritteln aus Sauerteig

    - *Weizenmischtoastbrot* aus mehr als 50 Prozent, jedoch weniger als 90 Prozent Weizenmehl

    - *Roggenmischtoastbrot* aus mehr als 50 Prozent, jedoch weniger als 90 Prozent Roggenmehl

    - *Vollkorntoastbrot* aus mindestens 90 Prozent Weizen-/Roggenvollkornerzeugnissen in beliebigem Verhältnis zueinander. Wird Säure zugesetzt, so stammt sie zu mindestens zwei Dritteln aus Sauerteig.

14. *Knäckebrot*
    Knäckebrot wird als Trockenflachbrot - unter Verwendung von Vollkornschrot, Vollkornmehl oder Mehl aus Roggen, Weizen, anderen Getreidearten oder Mischungen derselben, sowie anderer Lebensmittel - mit Hefelockerung oder Sauerteiggärung oder Lufteinschlag auf physikalische Weise oder mit sonstigen Lockerungsverfahren hergestellt.

    Knäckebrot wird nicht durch Heißextrusion hergestellt.

    Der Feuchtigkeitsgehalt des Fertigerzeugnisses beträgt höchstens 10 Prozent.

    Andere Trockenflachbrote können durch Heißextrusion hergestellt werden. Sie entsprechen im übrigen den Anforderungen an Knäckebrot.

15. *Mehrkornbrot, Dreikornbrot, Vierkornbrot* usw.
    Mehrkornbrote werden aus mindestens einer Brotgetreideart sowie aus mindestens einer anderen Getreideart, insgesamt aus drei oder entsprechend mehr verschiedenen Getreidearten, hergestellt. Jede Getreideart ist mindestens mit 5 Prozent enthalten.

    Entsprechendes gilt für Mehrkorntoast - und Knäckebrot.

16. *Haferbrot, Reisbrot, Maisbrot, Hirsebrot, Buchweizenbrot, Gerstenbrot*
    Der Anteil der namengebenden anderen Getreidearten in diesen Brotsorten beträgt mindestens 20 Prozent.

17. *Dinkelbrot, Triticalebrot*
    Dinkelbrot, Triticalebrot werden aus mindestens 90 Prozent Dinkel- bzw. Triticaleerzeugnissen hergestellt.

Weitere Angaben für Brot

Brote mit weiteren Angaben entsprechen den Anforderungen der vorhergehenden Abschnitte. Die weitere Angabe ersetzt nicht die Verkehrsbezeichnung.

18. Steinofenbrot
    Steinofenbrot wird freigeschoben oder angeschoben und nur auf Backgutträgern gebacken, die aus Natur- und/oder Kunststein, Schamott oder sonstigen geeigneten nichtmetallischen Materialien bestehen.

19. Holzofenbrot
    Holzofenbrot wird freigeschoben oder angeschoben und in direkt befeuerten Ofen hergestellt, deren Backräume aus steinernem oder steinartigem Material bestehen. Das Heizmaterial befindet sich dabei im Backraum. Es wird nur naturbelassenes Holz als Heizmaterial verwendet.

20. Gersterbrot, Gerstelbrot
    Bei diesem Brot werden die Teigstücke im offenen Feuer geflammt (gegerstert); es weist hierdurch eine charakteristische Sprenkelung auf.

21. Schinkenbrot
    Schinkenbrot ist Roggenvollkornbrot oder Roggenschrotbrot, in halbrunder Form freigeschoben, angeschoben oder im Kasten gebacken. Es weist einen herzhaft-aromatischen Geschmack auf. Ein Zusatz von Schinken ist nicht üblich. Schinken wird nur in wenigen Gegenden und nur bei Mehlbroten zugesetzt.

III. Besondere Beurteilungsmerkmale für Kleingebäck

Wird Kleingebäck mit den folgenden Verkehrsbezeichnungen in den Verkehr gebracht, entspricht es den jeweiligen Beurteilungsmerkmalen. Verkehrsbezeichnungen sind kursiv gedruckt.

1. *Weizenbrötchen*
   Weizenbrötchen werden aus mindestens 90 Prozent Weizenmehl hergestellt.

2. *Weizenmischbrötchen*
   Weizenmischbrötchen werden aus mehr als 50, jedoch weniger als 90 Prozent Weizenmehl hergestellt.

3. *Roggenbrötchen*
   Roggenbrötchen werden aus mindestens 50 Prozent Roggenmehl hergestellt.

4. *Weizenvollkornbrötchen*
   Weizenvollkornbrötchen werden aus mindestens 90 Prozent Weizenvollkornerzeugnissen hergestellt.

5. *Vollkornbrötchen*
   Vollkornbrötchen werden aus mindestens 90 Prozent Roggen- und Weizenvollkornerzeugnissen in beliebigem Verhältnis zueinander hergestellt.
   Weizenroggenvollkornbrötchen werden aus mehr als 50 Prozent Weizenvollkornerzeugnissen hergestellt.

6. *Weizenschrotbrötchen*
   Weizenschrotbrötchen werden aus mindestens 90 Prozent Weizenbackschrot hergestellt.

7. *Schrotbrötchen*
   Schrotbrötchen werden aus mindestens 90 Prozent Roggen- und Weizenbackschrot in beliebigem Verhältnis zueinander hergestellt.

Weizenroggenschrotbrötchen werden aus mehr als 50 Prozent Weizenbackschrot hergestellt.

8. *Toastbrötchen*
Toastbrötchen werden aus mindestens 90 Prozent Weizenmehl hergestellt.
Weizenvollkorntoastbrötchen werden aus mindestens 90 Prozent Weizenvollkornerzeugnissen hergestellt.
Weizenmischtoastbrötchen werden aus mehr als 50 Prozent, jedoch weniger als 90 Prozent Weizenmehl hergestellt.
Vollkorntoastbrötchen werden aus mindestens 90 Prozent Weizen-/Roggenvollkornerzeugnissen in beliebigem Verhältnis zueinander hergestellt.

9. *Mehrkornbrötchen, Dreikornbrötchen, Vierkornbrötchen* usw.
Mehrkornbrötchen, Dreikornbrötchen, Vierkornbrötchen usw. werden aus mindestens einer Brotgetreideart sowie aus mindestens einer anderen Getreideart, insgesamt aus drei oder entsprechend mehr verschiedenen Getreidearten hergestellt. Jede Getreideart ist mindestens mit 5 Prozent enthalten.
Mehrkorntoastbrötchen werden entsprechend hergestellt.

10. *Haferbrötchen, Reisbrötchen, Maisbrötchen, Hirsebrötchen, Buchweizenbrötchen, Gerstenbrötchen*
Bei Haferbrötchen, Reisbrötchen, Maisbrötchen, Hirsebrötchen, Buchweizenbrötchen, Gerstenbrötchen beträgt der Anteil der namengebenden anderen Getreideart mindestens 20 Prozent.

11. *Dinkelbrötchen, Triticalebrötchen*
Dinkelbrötchen, Triticalebrötchen werden aus mindestens 90 Prozent Dinkel- bzw. Triticaleerzeugnissen hergestellt.

12. Laugengebäck wie *Laugenbrezeln, Laugenbrötchen, Laugenstangen*
Laugengebäck wie Laugenbrezeln, Laugenbrötchen, Laugenstangen wird aus mehr als 50 Prozent Weizenerzeugnissen hergestellt; die Außenseite des geformten Teiges wird vor dem Backen mit wäßriger Natronlauge[4] behandelt. Ein Zusatz von Zucker ist nicht üblich.

Kleingebäck mit Verkehrsbezeichnungen, die auf wertbestimmende Zutaten hinweisen, enthält diese in den unter Abschnitt I Nr. 3 aufgeführten Mindestanteilen. Übliche Verkehrsbezeichnungen sind:

Milchbrötchen

Buttermilchbrötchen, Joghurtbrötchen, Kefirbrötchen, Molkebrötchen

Quarkbrötchen

Weizenkeimbrötchen

Leinsamenbrötchen, Sesambrötchen, Sonnenblumenkernbrötchen

Nußbrötchen, Mohnbrötchen

Rosinen-/Sultaninenbrötchen, Korintenbrötchen

Kleiebrötchen.

[1] Anlage 1 Gruppe XVII der Verordnung über Milcherzeugnisse vom 15. Juli 1970 (BGBl. I S. 1150) in der jeweils geltenden Fassung.

[2] § 2 des Milch- und Margarinegesetzes vom 25. Juli 1990 (BGBl. I S. 1471) in Verbindung mit § 1 und § 3 der Margarine- und Mischfettverordnung vom 31. August 1990 (BGBl. I S. 1989) in den jeweils geltenden Fassungen.

[3] Artikel 3 Abs. 1 Buchstabe b der Verordnung (EWG) Nr. 1411/71 des Rates zur Festlegung ergänzender Vorschriften für die gemeinsame Marktorganisation für Milch und Milcherzeugnisse hinsichtlich Konsummilch vom 29. Juni 1971 (ABl. EG Nr. L 148 S. 4) in Verbindung mit § 2 Nr. 4 der Milchverordnung vom 23. Juni 1989 (BGBl. I S. 1140) in den jeweils geltenden Fassungen.

[4] Anlage 4, Teil A der Verordnung zur Neuregelung lebensmittelrechtlicher Vorschriften über Zusatzstoffe vom 29. Januar 1998 (BGBl. I S. 230) in der jeweils geltenden Fassung.

Anhang 3: Anleitung des F-AAS

1.6 Einschalten und Vorbereiten des Meßplatzes AAS/Graphitrohrtechnik - Durchführung der Analysen

1.6.1 AAS 2380

1.6.1.1 Einschalten

Achtung: Vor jedem Lampenwechsel bzw. vor Ausschalten des Geräts zuerst den Lampenstrom auf Null stellen. Hierdurch werden Lampenschäden durch zu hohe Stromstärken vermieden.

---

1. Überprüfen ob der Lampenstromregler **LAMP** auf Null gestellt ist (Im Gegenuhrzeigersinn bis zum Anschlag drehen)

2. Überprüfen ob der Regler **GAIN** (Photomultiplierspannung) auf Null gestellt ist (Im Gegenuhrzeigersinn bis zum Anschlag drehen)

3. Netzschalter einschalten

4. Überprüfen ob die benötigte HKL eingesetzt ist (eventuell die Lampe einsetzen und justieren siehe Abschnitt 1122)

5. Schalter **SIGNAL** auf Position **LAMP**

6. Schalter **MODE** auf Position **CONT**

7. Schalter **RECORDER** auf Position **ABS**

8. Schalter **BG CORRECTOR** auf Position **AA** (Nur die Hohlkathodenlampe brennt)

9. Den Lampenstromregler drehen bis der auf der Lampe aufgedruckte Lampenstrom (Cd 4-8mA/Pb 10-12 mA) an der Anzeige **LAMP/ENERGY** angezeigt wird.

10. Schalter **SIGNAL** auf **SETUP**

11. **SLIT** (Spaltbreite) auf 0,2nm **ALT** stellen

12. Die gewünschte Wellenlänge grob mit **COARSE ADJUST** einstellen

13. Den Regler **GAIN** so lange hochregeln bis die Anzeige **GAIN** einen Wert von 50 bis 70 anzeigt.

14. Mit **FINE ADJUST** die Wellenlänge so lange justieren bis die Anzeige **LAMP/ENERGY** ein Maximum erreicht (evt muß die **GAIN** mehrmals zurückreguliert werden (falls die Anzeige über 99 hinausgeht))

15. Regler **GAIN** auf Null drehen

16. **SLIT** auf 0,7nm **ALT** stellen

17. Den Regler **GAIN** so lange hochregeln bis die Anzeige **GAIN** einen Wert von 50 bis 70 anzeigt.

18. Schalter **SIGNAL** auf Position **ABS**

19. Schalter **BG CORRECTOR** auf Position **AA-BG** (Beide Lampen brennen die Energie der HKL wird angezeigt)

20. **AZ** drücken (Nullpunkt wird eingestellt)

21. Schalter **MODE** auf Posi

Anhang 4: <u>Fragebogen zur Dreiecksprüfung (Beispiel)</u>

Dreiecksprüfung

Prüfperson: **Datum**:

Prüfgut: Roggenmischbrot

Prüfmerkmal: Salzgeschmack

Prüffrage: Testen Sie die drei Prüfproben und umkreisen sie die Nummer der jeweils abweichenden Prüfprobe.

	Nummern der Prüfproben:
1	654-284-391
2	429-517-346
3	142-434-846

Anhang 5: Spezifikation: „Dr. Lohmann", Loma Salt RS 50

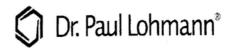

SPEZIFIKATION

LomaSalt RS 50 Classic

Mineralstoffmischung, Pulver, Salzersatz

Prüfparameter	Soll-Werte
Aussehen	Pulver
Kalium (K)	ca. 14.7 %
Natrium (Na)	ca. 19.8 %

Die Mineralstoffe sind in Form folgender Salze/Stoffe zugegeben:

Tri-Natriumcitrat-2-hydrat

Natriumchlorid

Kaliumchlorid

Folgende weitere Stoffe sind enthalten:

Magnesiumcarbonat

Anhang 6: Spezifikation: „ESCO", Balance Salt

Produktdatenblatt

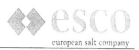

esco Balance Salt® - Mineralsalz

Version 2.1	Seite 1 / 1	Druckdatum: 26.11.2008

CAS-Nr.:	7647-14-5 (NaCl) / 7447-40-7 (KCl)	
EINECS-Nr.:	231-598-3 (NaCl) / 231-211-8 (KCl)	
Beschaffenheit:	kristallines, weißes Produkt	

Chemische Zusammensetzung	**Typisch**	**Methoden**
• Natriumchlorid	50 %	ASTM 534-98 entspr.
• Kaliumchlorid	44,5 %	EuSalt AS 008
• Magnesiumsulfat ($MgSO_4 \cdot 7H_2O$)	4 %	ISO 2482
• Calciumcarbonat	1 %	ISO 2482
• Magnesiumcarbonat	0,5 %	ISO 2482
• H_2O-unlöslich (incl. Carbonate)	1,5 %	ISO 2479

Physikalische Eigenschaften:		**Methoden**
• Schüttdichte	1.100 - 1.300 kg/m³	EN 1236

Produktbeschreibung
Das Produkt eignet sich zur Herstellung von Lebensmitteln mit reduziertem Natriumgehalt und für den direkten und täglichen Verzehr.
esco Mineralsalz wird aus fünf sorgfältig ausgewählten Komponenten hergestellt.
Der salzige Geschmack dieses Produktes wird trotz einer Reduzierung des Natriumchloridgehaltes um 50% sehr gut wahrgenommen.

Lieferformen
- Lieferformen auf Anfrage.

Anhang 7: Spezifikation: „Symrise", SY00383453

Technical Data Sheet

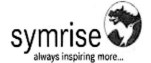

Holzminden, 19-Mar-2009
Seite 1 von 5

Produktnummer: 383453
Produktname: SALZ-VERSTAERKER-AROMA S/D

I - Produkteigenschaften

Code	Parameter		Ergebnis
0838	Sensorische Prüfung		entspricht dem Standard
0864	Farbe Visuelle Beurteilung pur im Probengefäss		beige bis hellbraun
0864	Aussehen/Zustand Visuelle Beurteilung pur im Probengefäss		Pulver

Chemikalisch physikalische Eigenschaften

Code	Parameter	Einheit	Untere Grenze	Obere Grenze
* 0031	Wassergehalt Karl Fischer, Probenwechsler	%		9,0

* Periodisch geprüftes Merkmal.

Mindesthaltbarkeit und Lagerbedingungen

In der Originalverpackung, Geb./temp. +10 - +30°C lagern: 18 Monate

Die in dieser Produktspezifikation im Abschnitt "Produkteigenschaften" genannten Eigenschaften des Produktes sichern wir zu. Zusicherungen hinsichtlich anderer Eigenschaften oder der Eignung des Produkts für eine bestimmte Verwendung werden weder ausdrücklich noch stillschweigend gegeben. Die Produktspezifikation entbindet den Verwender nicht von eigenen Prüfungen und Versuchen. Hinsichtlich einer Haftung für die zugesicherten Eigenschaften gelten die Bestimmungen unserer allgemeinen Verkaufsbedingungen.

Technical Data Sheet

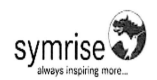

Holzminden, 19-Mar-2009
Seite 2 von 5

Produktnummer: 383453
Produktname: SALZ-VERSTAERKER-AROMA S/D

II - EU Bestandteilliste und lebensmittelrechtliche Zulässigkeit

Lebensmittelrechtliche Zulässigkeit:

Österreich	zulässig	Irland	zulässig
Belgien	zulässig	Italien	zulässig
Deutschland	zulässig	Niederlande	zulässig
Dänemark	zulässig	Portugal	zulässig
Spanien	zulässig	Schweden	zulässig
Finnland	zulässig	Schweiz	zulässig
Frankreich	zulässig	Japan	zulässig
Großbritannien	zulässig	Norwegen	zulässig
Griechenland	zulässig	USA	zulässig

Bestandteilliste gemäß EG-Aromenrichtlinie 88/388/EWG (Deutschland)

Deklaration:

AROMA

Aromatisierende Bestandteile:

Reaktionsaromen
Naturidentische Aromastoffe
Aromaextrakte

Sonstige Bestandteile:

Maltodextrin		Lebensmittel, Trägerstoff	43,0 %
Gummi Arabicum	E 414	Stabilisator	5 %

Die Prozentangaben weisen die tatsächlich zugesetzten Mengen, nicht den analytisch nachweisbaren Gehalt aus.

Die lebensmittelrechtliche Zulässigkeit des Aromas für die Verwendung in dem betreffenden Lebensmittel ist vom Verwender eigenverantwortlich zu prüfen.

Technical Data Sheet

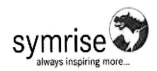

Holzminden, 19-Mar-2009
Seite 3 von 5

Produktnummer: 383453
Produktname: SALZ-VERSTAERKER-AROMA S/D

III - GMO Information

Status der Inhaltsstoffe	Enthalten
Enthält gentechnisch verändertes Protein oder DNA	Nein
Aus potentiell gentechnisch verändertem Ausgangsmaterial, PCR negativ	Nein
Aus konventionell angebautem Material, identity preserved (IP)	Ja

Wir bestätigen, dass das o.g. Produkt keine gentechnisch veränderten Organismen bzw. keine Zutaten enthält, die aus GVO hergestellt worden sind gemäß Verordnung 1829/2003 und 1830/2003.

Dementsprechend ist nach der neuen GMO-Gesetzgebung eine Gentechnik-Kennzeichnung für unser Produkt nicht erforderlich.

Symrise betrachtet nicht nur Zutaten gem. Artikel 6 (4) der Verordnung 2000/13/EC, sondern alle Inhaltsstoffe unserer Produkte einschliesslich Zusatzstoffe, Lösungsmittel und Trägerstoffe.

Alle Informationen basieren auf den uns vorliegenden Aussagen unserer Lieferanten und des EFFA-Positionspapiers zur Klarstellung des Geltungsbereichs der Regelungen über genetisch veränderte Futtermittel und Lebensmittel.

IV - Vegetarian Information

Vegetarische Gruppe	Eignung
Für Veganer	Geeignet
Für Lacto-Vegetarier	Geeignet
Für Ovo-Lacto-Vegetarier	Geeignet

Technical Data Sheet

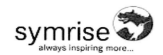

Holzminden, 19-Mar-2009
Seite 4 von 5

Produktnummer: 383453
Produktname: SALZ-VERSTAERKER-AROMA S/D

V - Allergen Information EU Labelling

EU Allergenkennzeichnung gem. Richtlinie 2000/13 geändert durch die Richtlinie 2007/68	Enthalten	Kennzeichnung erforderlich
Getreide und Getreideerzeugnisse		
Gerste	Nicht enthalten	
Hafer	Nicht enthalten	
Roggen	Nicht enthalten	
Triticale	Nicht enthalten	
Weizen	Nicht enthalten	
Gluten	Nicht enthalten	
Krebstiere und Krebstiererzeugnisse	Nicht enthalten	
Eier und Eiererzeugnisse	Nicht enthalten	
Fisch und Fischerzeugnisse	Nicht enthalten	
Erdnuesse und Erdnusserzeugnisse	Nicht enthalten	
Soja und Sojaerzeugnisse	Nicht enthalten	
Milch und Milcherzeugnisse (einschliesslich Lactose)	Nicht enthalten	
Schalenfruechte sowie daraus hergestellte Erzeugnisse	Nicht enthalten	
Sellerie und Sellerieerzeugnisse	Nicht enthalten	
Senf und Senferzeugnisse	Nicht enthalten	
Sesamsamen und Sesamsamenerzeugnisse	Nicht enthalten	
Lupine und Lupinenerzeugnisse	Nicht enthalten	
Weichtiere und Weichtiererzeugnisse	Nicht enthalten	
Sulfit in einer Konzentration von mindestens 10 mg/kg	Nicht enthalten**	

** Das Produkt enthält Schwefeldioxid < 10 ppm.

Wir haben die Möglichkeit einer Kreuzkontamination unserer Produkte durch Allergene bzw. intoleranzauslösende Inhaltsstoffe während des Produktionsprozesses eingehend geprüft. Die Materialien mit allergieauslösenden Inhaltsstoffen wurden identifiziert und dokumentiert.

Wir wenden Gute Herstellpraxis (GMP) an und produzieren gemäß unserem implementierten HACCP-System. Zur Vermeidung von Kreuzkontamination ist ein Reinigungsprogramm für alle Produktlinien installiert, wobei den produkttypischen Besonderheiten eines jeden Rohstoffes Rechnung getragen wird. Vor Produktwechsel werden die Produktionsanlagen gründlich gereinigt. Unsere Mitarbeiter in der gesamten Supply Chain sind im Umgang mit allergieauslösenden Materialien geschult.

Ein absoluter Ausschluß von Kreuzkontamination kann trotz aller Präventivmaßnahmen nicht garantiert werden.

VI - Nährwertinformation

Nährwerte pro 100 g Produkt:

Brennwert	1.130 kJ (268 kcal)
Eiweiss	17,8 g
Kohlenhydrate	38,4 g
Fett	0,42 g

Die Angabe der Nährwerte erfolgt nach bestem Wissen und Gewissen, kann jedoch nicht als Garantie herangezogen werden.

Die Nährwerte werden standardmäßig nicht analysiert, sondern berechnet und gerundet.

Technical Data Sheet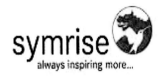

Holzminden, 19-Mar-2009

Produktnummer: 383453
Produktname: SALZ-VERSTAERKER-AROMA S/D

Nährwerte von Lebensmittelzutaten, Zusatzstoffen und aromatisierenden Bestandteilen unterliegen natürlichen Schwankungen.

Alle in diesem Datenblatt genannten Eigenschaften werden nicht automatisch aktualisiert.

Symrise GmbH & Co. KG

Dieser Ausdruck wurde durch das zentrale EDV-System erstellt und wird daher nicht unterschrieben.

Anhang 8: Versuchsreihe 1 mit Beurteilung

Entwicklung / Rohstofftest

Art.-Bez.	Uldo	Art-Nr.		Datum	21. Jan. 09	Reihe Nr.	1
Gebäck:	Kaiserbrötchen Direkt			Auftrag von	Braunwarth		

Rohstofftest

Rohstoff-Name:	Kochsalz		Rohstoff Nr.:		Vorgabe	Resümee
					Reduzierung von Kochsalz ohne Substitut.	Nur Vers. 1/1 ergibt ein noch akzeptables Ergebnis! Volumenmessung: alle JA Na-Bestimmung: alle JA Sensorik: nur 1/1
Lieferant	Böck					
Rohstoff-Bezeichnung	Speisesalz					
B:					Beurteilt von	Braunwarth: Erd
C:					Datum	Freigabe J/N — N

Parameter

		Standard	Vers. 1/1	Vers. 1/2	Vers. 1/3
TA:	TA	158	158	158	158
Knetzeit:	min.	2 + 6	2 + 6	2 + 6	2 + 6
Teigtemp:	°C	24-25	24-25	24-25	24-25
Teigruhe:	min.	10	10	10	10
Teigeinlage:	g	67	67	67	67
Stückgare:	min.				
Backprog.:		Prog.: 1	Prog.: 1	Prog.: 1	Prog.: 1
Backtemp.:	°C	Prog.: 1	Prog.: 1	Prog.: 1	Prog.: 1
Backzeit:	min.	Prog.: 1	Prog.: 1	Prog.: 1	Prog.: 1
Sonstiges					

Teigrezeptur

		Standard	Vers. 1/1	Vers. 1/2	Vers. 1/3
Wz-Mehl 550	g	2500,000	2508,333	2516,667	2525,000
	g				
Uldo Weizenbrötchenbackmittel	g	88,000	88,000	88,000	88,000
Wasser	g	1500,000	1500,000	1500,000	1500,000
Hefe	g	125,000	125,000	125,000	125,000
Speisesalz	g	50,000	41,667	33,333	25,000
	g				
	g				
	g				
	g				
	g				
Summe:		4263,00	4263,00	4263,00	4263,00

Beurteilung

		Standard	Vers. 1/1	Vers. 1/2	Vers. 1/3
TT °C		25,6°C	25,0°C	24,5°C	24,8°C
T-Farbe		beige-gelb	beige-gelb	beige-gelb	beige-gelb
T-Festigkeit		mittelfest	mittelfest	mittelfest	weich
T-Feuchtigkeit		trocken	trocken	trocken	etw. feucht
T-Dehnbarkeit		elastisch	elastisch	elastisch	etw. kurz
T-Entwicklung		trockener / mehr Volumen / weicher / entspannt	trockener / mehr Volumen / weicher / entspannt	trockener / mehr Volumen / weicher / entspannt	immernoch etw. kurz und feucht
Endgarstabilität		stabil	stabil	geschwächt	mehr geschwächt
Volumen		typisch / groß	typisch / groß	größer / breiter	breiter / flacher
Ausbund		flach / eingegrenzt	ausgeprägt	flach / eingegrenzt	flacher / verlaufen
Krumenfarbe	Direkte Führung	beige	beige	beige	beige
Krume/Porung		typisch / fein	typisch / fein	typisch / fein	typisch / fein
Elastizität		elastisch	elastisch	etw. schlechter	etw. schlechter
Bräunung		typisch / gold-braun	heller / gold-beige	heller / gold-beige	noch heller / gold-gelb
Geschmack allgemein		typisch	typisch / evtl. weniger Salz	lasch	mehr lasch
Geschmack Salz		typisch / kräftig	evtl. weniger Salz	etw. weniger Salz	weniger Salz
Sonstiges			nur im Vergleich zum Standard deutlich	nur im Vergleich zum Standard deutlich	ohne Vergleich / sehr kurze Kruste

Anhang 9: Versuchsreihe 2 mit Beurteilung

Entwicklung / Rohstofftest

Art.-Bez.	Uldo			Art-Nr.		Datum	20. Jan. 09	Reihe Nr.	2
Gebäck:	Kaiserbrötchen Direkt					Auftrag von	Braunwarth		

Rohstofftest

						Vorgabe	Resümee
Rohstoff-Name:	Kochsalz		Rohstoff Nr.:			Reduzierung von Kochsalz mit ESCO BALLANCE SALT als Substitut.	Vers. 2/1 kaum Unterschied zum Std. = am Besten; Vers. 2/2 geringe Unterschiede = noch vertretbar; Vers. 2/3 = evtl. noch vertretbar
Lieferant	Böck	ESCO	ESCO	ESCO			Volumenmessung: alle JA
Rohstoff-Bezeichnung	Speisesalz	Ballance Salt	Ballance Salt	Ballance Salt			Na-Bestimmung: alle JA
A:							Sensorik: nur 2/1 + 2/2
B:						Beurteilt von	Braunwarth; Erd
C:						Datum	Freigabe J/N N

Parameter

		Standard	Vers. 2/1	Vers. 2/2	Vers. 2/3
TA:	TA	158	158	158	158
Knetzeit:	min.	2 + 6	2 + 6	2 + 6	2 + 6
Teigtemp:	°C	24-25	24-25	24-25	24-25
Teigruhe:	min.	10	10	10	10
Teigeinlage:	g	67	67	67	67
Stückgare:	min.				
Backprog.:		Prog.: 1	Prog.: 1	Prog.: 1	Prog.: 1
Backtemp.:	°C	Prog.: 1	Prog.: 1	Prog.: 1	Prog.: 1
Backzeit:	min.	Prog.: 1	Prog.: 1	Prog.: 1	Prog.: 1
Sonstiges					

Teigrezeptur

		Standard	Vers. 2/1	Vers. 2/2	Vers. 2/3
Wz-Mehl 550	g	2500,000	2500,000	2500,000	2500,000
	g				
Uldo Weizenbrötchen backmittel	g	88,000	88,000	88,000	88,000
Wasser	g	1500,000	1500,000	1500,000	1500,000
Hefe	g	125,000	125,000	125,000	125,000
Speisesalz	g	50,000	41,667	33,333	25,000
ESCO Ballance Salt	g		8,333	16,667	25,000
	g				
	g				
	g				
	g				
	g				
	g				
	g				
Summe:		4263,00	4263,00	4263,00	4263,00

Beurteilung

		Standard	Vers. 2/1	Vers. 2/2	Vers. 2/3
TT °C		25,6°C	26,3°C	26,5°C	26,2°C
T-Farbe		beige-gelb	beige-gelb	beige-gelb	beige-gelb
T-Festigkeit		mittelfest	mittelfest	mittelfest	mittelfest
T-Feuchtigkeit		trocken	trocken	trocken	trocken
T-Dehnbarkeit		elastisch	elastisch	elastisch	elastisch
T-Entwicklung		trockener / mehr Volumen / weicher / entspannt	trockener / mehr Volumen / weicher / entspannt	trockener / mehr Volumen / weicher / entspannt	trockener / mehr Volumen / weicher / entspannt
Endgarstabilität		stabil	stabil	stabil	stabil
Volumen		typisch / groß	typisch / groß	typisch / groß	typisch / groß
Ausbund		knapp	knapp	knapp	knapp
Krumenfarbe	Direkte Führung	beige	beige	beige	beige
Krume/Porung		typisch / fein	typisch / fein	typisch / fein	typisch / fein
Elastizität		elastisch	elastisch	elastisch	elastisch
Bräunung		typisch / gold-braun	typisch / gold-braun	typisch / gold-braun	heller / gold-beige
Geschmack allgem.		typisch	typisch	evtl. weniger Salz	evtl. weniger Salz
Geschmack Salz		typisch / kräftig	typisch	evtl. weniger Salz	evtl. weniger Salz
Sonstiges				nur im Vergleich zum Standard deutlich	nur im Vergleich zum Standard deutlich

Anhang 10: Versuchsreihe 3 mit Beurteilung

Entwicklung / Rohstofftest

Art.-Bez.	Uldo	Art-Nr.		Datum	19. Jan. 09	Reihe Nr.	3
Gebäck:	Kaiserbrötchen Direkt			Auftrag von	Braunwarth		

Rohstofftest

Rohstoff-Name:	Kochsalz			Rohstoff Nr.:		
Lieferant		Böck	Lohmann	Lohmann	Lohmann	
Rohstoff-Bezeichnung		Speisesalz	LomaSalt RS 50 Classic	LomaSalt RS 50 Classic	LomaSalt RS 50 Classic	
A:						
B:						
C:						

Vorgabe: Reduzierung von Kochsalz mit LOMA SALT RS 50 CLASSIC als Substitut.

Resümee: Vers. 3/1 kaum Unterschied zum Std. = am Besten; Vers. 3/2 geringe Unterschiede = noch vertretbar; Vers. 3/3 = evtl. noch vertretbar
Volumenmessung: alle JA
Na-Bestimmung: alle JA
Sensorik: nur 3/1 + 3/2

Beurteilt von: Braunwarth: Erd
Freigabe J/N: **N**

Parameter

		Standard	Vers. 3/1	Vers. 3/2	Vers. 3/3
TA:	TA	158	158	158	158
Knetzeit:	min.	2 + 6	2 + 6	2 + 6	2 + 6
Teigtemp:	°C	24-25	24-25	24-25	24-25
Teigruhe:	min.	10	10	10	10
Teigeinlage:	g	67	67	67	67
Stückgare:	min.				
Backprog.:		Prog.: 1	Prog.: 1	Prog.: 1	Prog.: 1
Backtemp.:	°C	Prog.: 1	Prog.: 1	Prog.: 1	Prog.: 1
Backzeit:	min.	Prog.: 1	Prog.: 1	Prog.: 1	Prog.: 1
Sonstiges					

Teigrezeptur

		Standard	Vers. 3/1	Vers. 3/2	Vers. 3/3
Wz-Mehl 550	g	2500,000	2500,000	2500,000	2500,000
	g				
Uldo Weizenbrötchenbackmittel	g	88,000	88,000	88,000	88,000
Wasser	g	1500,000	1500,000	1500,000	1500,000
Hefe	g	125,000	125,000	125,000	125,000
Speisesalz	g	50,000	41,667	33,333	25,000
Loma Salt RS 50 Classic	g		8,333	16,667	25,000
	g				
	g				
	g				
	g				
	g				
	g				
	g				
Summe:		**4263,00**	**4263,00**	**4263,00**	**4263,00**

Beurteilung

		Standard	Vers. 3/1	Vers. 3/2	Vers. 3/3
TT °C		27,1°C	26,8°C	27,4°C	26,8°C
T-Farbe		beige-gelb	beige-gelb	beige-gelb	beige-gelb
T-Festigkeit		mittelfest	fester	fester	fester
T-Feuchtigkeit		trocken	trocken	trocken	trocken
T-Dehnbarkeit		elastisch	elastisch	elastisch	elastisch
T-Entwicklung		trockener / mehr Volumen / weicher / entspannt	trockener / mehr Volumen / weicher / entspannt	trockener / mehr Volumen / weicher / entspannt	trockener / mehr Volumen / weicher / entspannt
Endgarstabilität		stabil	etw. schwächer	etw. schwächer	etw. schwächer
Volumen	Direkte Führung	typisch / groß	typisch / groß	typisch / groß	typisch / groß
Ausbund		knapp	knapp	knapp	knapp
Krumenfarbe		beige	beige	beige	beige
Krume/Porung		typisch / fein	typisch / fein	typisch / fein	typisch / fein
Elastizität		elastisch	elastisch	elastisch	elastisch
Bräunung		typisch / gold-braun	typisch / gold-braun	typisch / gold-braun	heller / gold-beige
Geschmack allgemein		typisch	typisch	evtl. weniger Salz	weniger Salz
Geschmack Salz		typisch / kräftig	typisch	evtl. weniger Salz	weniger Salz
Sonstiges				nur im Vergleich zum Standard deutlich	akzeptabler Salzgeschmack

Anhang 11: Versuchsreihe 4 mit Beurteilung

Entwicklung / Rohstofftest

Art.-Bez.	Uldo	Art-Nr.		Datum	20. Jan. 09	Reihe Nr.	4
Gebäck:	Kaiserbrötchen Direkt			Auftrag von	Braunwarth		

Rohstofftest

Rohstoff-Name:	Kochsalz		Rohstoff Nr.:		Vorgabe	Resümee
Lieferant	Böck	SYMRISE	SYMRISE	SYMRISE	Reduzierung von Kochsalz mit SYMRISE SY00383453 als Substitut. [60% der red. KS-Menge]	Keiner der durchgeführten Versuche ergibt ein zufriedenstellendes Ergebniss! Volumenmessung: alle JA Na-Bestimmung: alle JA Sensorik: alle NEIN
Rohstoff-Bezeichnung	Speisesalz	Salz Verstärker Aroma SY00383453	Salz Verstärker Aroma SY00383453	Salz Verstärker Aroma SY00383453		
B:					Beurteilt von	Braunwarth: Erd
C:					Datum	Freigabe J/N — N

Parameter

		Standard	Vers. 4/1	Vers. 4/2	Vers. 4/3
TA:	TA	158	158	158	158
Knetzeit:	min.	2 + 6	2 + 6	2 + 6	2 + 6
Teigtemp:	°C	24-25	24-25	24-25	24-25
Teigruhe:	min.	10	10	10	10
Teigeinlage:	g	67	67	67	67
Stückgare:	min.				
Backprog.:		Prog.: 1	Prog.: 1	Prog.: 1	Prog.: 1
Backtemp.:	°C	Prog.: 1	Prog.: 1	Prog.: 1	Prog.: 1
Backzeit:	min.	Prog.: 1	Prog.: 1	Prog.: 1	Prog.: 1
Sonstiges					

Teigrezeptur

		Standard	Vers. 4/1	Vers. 4/2	Vers. 4/3
Wz-Mehl 550	g	2500,000	2503,333	2506,667	2510,000
	g				
Uldo Weizenbrötchenbackmittel	g	88,000	88,000	88,000	88,000
Wasser	g	1500,000	1500,000	1500,000	1500,000
Hefe	g	125,000	125,000	125,000	125,000
Speisesalz	g	50,000	41,667	33,333	25,000
SYMRISE SY 00383453	g		5,000	10,000	15,000
	g				
	g				
	g				
	g				
	g				
Summe:		4263,00	4263,00	4263,00	4263,00

Beurteilung

		Standard	Vers. 4/1	Vers. 4/2	Vers. 4/3
TT °C		25,4°C	25,7°C	25,6°C	26,1°C
T-Farbe		beige-gelb	beige-gelb	beige-gelb	beige-gelb
T-Festigkeit		mittelfest	mittelfest	mittelfest	etw. fester
T-Feuchtigkeit		trocken	trocken	trocken	trocken
T-Dehnbarkeit		elastisch	elastisch	elastisch	elastisch
T-Entwicklung		trockener / mehr Volumen / weicher / entspannt	trockener / mehr Volumen / weicher / entspannt	trockener / mehr Volumen / weicher / entspannt	trockener / mehr Volumen / weicher / entspannt
Endgarstabilität		stabil	stabil	geschwächt	geschwächt
Volumen	Direkte Führung	typisch / groß	typisch / groß	gleich / evtl. größer	größer
Ausbund		knapp	tiefer	ganzflächig / flach	flach / verlaufen
Krumenfarbe		beige	beige	beige	beige
Krume/Porung		typisch / fein	typisch / fein	typisch / fein	typisch / fein
Elastizität		elastisch	elastisch	besser / stramm	besser / stramm
Bräunung		typisch / gold-braun	heller / gold-beige	heller / gold-beige	noch heller / gold-gelb
Geschmack allgemein		typisch	typisch / evtl. weniger Salz	lasch	mehr lasch
Geschmack Salz		typisch / kräftig	evtl. weniger Salz	etw. weniger Salz	eindeutig weniger Salz
Sonstiges			etwas Nebengeschmack (Hefeextrakt)	mehr Nebengeschmack (Hefeextrakt)	starker Nebengeschmack (Hefeextrakt)

Anhang 12: Versuchsreihe 5 mit Beurteilung

Entwicklung / Rohstofftest

Art.-Bez.	Uldo	Art-Nr.		Datum	22. Jan. 09	Reihe Nr.	5
Gebäck:	Mischbrot 50/50, freigeschoben			Auftrag von	Braunwarth		

Rohstofftest

Rohstoff-Name:	Kochsalz		Rohstoff Nr.:		
Lieferant	Böck				
Rohstoff-Bezeichnung	Speisesalz				
B:					
C:					

Vorgabe: Orientierender Test zur Reduzierung von Kochsalz ohne Substitut.

Resümee: Nur Vers. 5/1 ergibt ein noch akzeptables Ergebnis!
Volumenmessung: alle JA
Na-Bestimmung: alle JA
Sensorik: nur 5/1

Beurteilt von: Braunwarth; Erd
Freigabe J/N: **N**

Parameter

		Standard	Vers. 5/1	Vers. 5/2	Vers. 5/3
TA:	TA				
Knetzeit:	min.	3+5	3+5	3+5	3+5
Teigtemp:	°C	27	27	27	27
Teigruhe:	min.	20	20	20	20
Teigeinlage:	g	850	850	850	850
Stückgare:	min.	30	30	30	30
Backprog.:					
Backtemp.:	°C	250 auf 200	250 auf 200	250 auf 200	250 auf 200
Backzeit:	min.	60	60	60	60
Sonstiges					

Teigrezeptur

		Standard	Vers. 5/1	Vers. 5/2	Vers. 5/3
Wz-Mehl 550	g	1500,000	1510,000	1520,000	1530,000
Rg-Mehl 1150	g	1500,000	1500,000	1500,000	1500,000
UldoSauer	g	120,000	120,000	120,000	120,000
Wasser	g	2170,000	2170,000	2170,000	2170,000
Hefe	g	120,000	120,000	120,000	120,000
Speisesalz	g	60,000	50,000	40,000	30,000
Summe:		5470,00	5470,00	5470,00	5470,00

Beurteilung

	Standard	Vers. 5/1	Vers. 5/2	Vers. 5/3
TT °C	28,3°C	29,3°C	29,5°C	30,0°C
T-Farbe	grau / braun	grau / braun	grau / braun	grau / braun
T-Festigkeit	weich	weich	weich	weich
T-Feuchtigkeit	etw. feucht	etw. feucht	etw. feucht	etw. feucht
T-Dehnbarkeit	elastisch für RM	elastisch für RM	etw. kurz	kurz
T-Entwicklung	weicher / trockener / entspannt	weicher / trockener / entspannt	weicher / trockener / entspannt	weicher / trockener / entspannt
Endgarstabilität	stabil 30 min	stabil 28 min	stabil 26 min	stabil 24 min
Volumen	typisch	typisch	kleiner / flacher	kleiner / flacher
Ausbund				
Krumenfarbe	grau / beige	grau / beige	grau / beige	grau / beige
Krume/Porung	unregelmäßig	unregelmäßig	unregelmäßig	unregelmäßig
Elastizität	stramm	stramm	stramm	stramm
Bräunung	typisch / hell-braun	heller	heller	heller
Geschmack allgemein	typisch	typisch	säuerlicher	säuerlicher
Geschmack Salz	typisch / kräftig	etw. weniger	weniger	sehr weniger
Sonstiges				

(Direkte Führung)

Anhang 13: Versuchsreihe 6 mit Beurteilung

Entwicklung / Rohstofftest

Art.-Bez.	Uldo	Art-Nr.		Datum	22. Jan. 09	Reihe Nr.	6
Gebäck:	Mischbrot 50/50, freigeschoben			Auftrag von	Braunwarth		

Rohstofftest

Rohstoff-Name:	Kochsalz		Rohstoff Nr.:		Vorgabe	Resümee
					Orientierender Test zur Reduzierung von Kochsalz mit ESCO BALLANCE SALT als Substitut	Vers. 6/1 kaum Unterschied zum Std. = am Besten; Vers. 6/2 geringe Unterschiede = noch vertretbar; Vers. 6/3 = evtl. noch vertretbar Volumenmessung: alle JA Na-Bestimmung: alle JA Sensorik: nur 6/1 + 6/2
Lieferant	Böck	ESCO	ESCO	ESCO		
Rohstoff-Bezeichnung	Speisesalz	Ballance Salt	Ballance Salt	Ballance Salt		
B:					Beurteilt von	Braunwarth; Erd
C:					Datum	Freigabe J/N — N

Parameter

		Standard	Vers. 6/1	Vers. 6/2	Vers. 6/3
TA:	TA				
Knetzeit:	min.	3+5	3+5	3+5	3+5
Teigtemp:	°C	27	27	27	27
Teigruhe:	min.	20	20	20	20
Teigeinlage:	g	850	850	850	850
Stückgare:	min.	30	30	30	30
Backprog.:					
Backtemp.:	°C	250 auf 200	250 auf 200	250 auf 200	250 auf 200
Backzeit:	min.	60	60	60	60
Sonstiges					

Teigrezeptur

		Standard	Vers. 6/1	Vers. 6/2	Vers. 6/3
Wz-Mehl 550	g	1500,000	1500,000	1500,000	1500,000
Rg-Mehl 1150	g	1500,000	1500,000	1500,000	1500,000
UldoSauer	g	120,000	120,000	120,000	120,000
Wasser	g	2170,000	2170,000	2170,000	2170,000
Hefe	g	120,000	120,000	120,000	120,000
Speisesalz	g	60,000	50,000	40,000	30,000
Esco Ballance Salt	g		10,000	20,000	30,000
	g				
	g				
	g				
	g				
	g				
Summe:		5470,00	5470,00	5470,00	5470,00

Beurteilung

		Standard	Vers. 6/1	Vers. 6/2	Vers. 6/3
TT °C		28,3°C	27,7°C	28,1°C	27,5°C
T-Farbe		grau / braun	grau / braun	grau / braun	grau / braun
T-Festigkeit		weich	weich	weich	weich
T-Feuchtigkeit		etw. feucht	feuchter	feuchter	feuchter
T-Dehnbarkeit		elastisch für RM	etw. kurz	etw. kurz	etw. kurz
T-Entwicklung		weicher / trockener / entspannt	weicher / trockener / entspannt	weicher / trockener / entspannt	weicher / trockener / entspannt
Endgarstabilität		stabil	stabil	stabil	stabil
Volumen		typisch	höher	typisch	höher
Ausbund					
Krumenfarbe	Direkte Führung	grau / beige	grau / beige	grau / beige	grau / beige
Krume/Porung		unregelmäßig	unregelmäßig	feiner	feiner
Elastizität		stramm	stramm	stramm	stramm
Bräunung		typisch / hell-braun	typisch / hell-braun	typisch / hell-braun	typisch / hell-braun
Geschmack allgemein		typisch	etwas weniger Aromatisch	weniger Aromatisch	noch weniger Aromatisch
Geschmack Salz		typisch / kräftig	typisch	typisch	typisch
Sonstiges		weiche Kruste	härtere Kruste	noch härtere Kruste	harte Kruste

Anhang 14: Versuchsreihe 7 mit Beurteilung

Entwicklung / Rohstofftest

Art.-Bez.	Uldo	Art-Nr.		Datum	23. Jan. 09	Reihe Nr.	7
Gebäck:	Mischbrot 50/50, freigeschoben			Auftrag von	Braunwarth		

Rohstofftest

Rohstoff-Name:	Kochsalz		Rohstoff Nr.:		
Lieferant	Böck	Lohmann	Lohmann	Lohmann	
Rohstoff-Bezeichnung	Speisesalz	LomaSalt RS 50 Classic	LomaSalt RS 50 Classic	LomaSalt RS 50 Classic	
B:					
C:					

Vorgabe: Orientierender Test zur Reduzierung von Kochsalz mit LOMA SALT RS 50 CLASSIC als Substitut.

Resümee: Vers. 7/1 kaum Unterschied zum Std. = am Besten; Vers. 7/2 geringe Unterschiede = noch vertretbar; Vers. 7/3 = evtl. noch vertretbar
Volumenmessung: alle JA
Na-Bestimmung: alle JA
Sensorik: nur 7/1 + 7/2

Beurteilt von: Braunwarth; Erd
Datum:
Freigabe J/N: N

Parameter

		Standard	Vers. 7/1	Vers. 7/2	Vers. 7/3
TA:	TA				
Knetzeit:	min.	3+5	3+5	3+5	3+5
Teigtemp:	°C	27	27	27	27
Teigruhe:	min.	20	20	20	20
Teigeinlage:	g	850	850	850	850
Stückgare:	min.	30	30	30	30
Backprog.:					
Backtemp.:	°C	250 auf 200	250 auf 200	250 auf 200	250 auf 200
Backzeit:	min.	60	60	60	60
Sonstiges					

Teigrezeptur

		Standard	Vers. 7/1	Vers. 7/2	Vers. 7/3
Wz-Mehl 550	g	1500,000	1500,000	1500,000	1500,000
Rg-Mehl 1150	g	1500,000	1500,000	1500,000	1500,000
UldoSauer	g	120,000	120,000	120,000	120,000
Wasser	g	2170,000	2170,000	2170,000	2170,000
Hefe	g	120,000	120,000	120,000	120,000
Speisesalz	g	60,000	50,000	40,000	30,000
LomaSalt RS 50 Classic	g		10,000	20,000	30,000
	g				
	g				
	g				
	g				
	g				
Summe:		5470,00	5470,00	5470,00	5470,00

Beurteilung

		Standard	Vers. 7/1	Vers. 7/2	Vers. 7/3
TT °C		26,5°C	26,4°C	26,1°C	26,1°C
T-Farbe		grau / braun	grau / braun	grau / braun	grau / braun
T-Festigkeit		weich	weich	weich	weich
T-Feuchtigkeit		etw. feucht	etw. feucht	etw. feucht	etw. feucht
T-Dehnbarkeit		elastisch für RM	elastisch für RM	elastisch für RM	elastisch für RM
T-Entwicklung		weicher / trockener / entspannt	weicher / trockener / entspannt	weicher / trockener / entspannt	weicher / trockener / entspannt
Endgarstabilität		stabil	stabil	stabil	stabil
Volumen		typisch / groß / etw. flach	etw. kleiner / flacher	flacher	runder
Ausbund					
Krumenfarbe	Direkte Führung	grau / beige	grau / beige	grau / beige	grau / beige
Krume/Porung		unregelmäßig	unregelmäßig	unregelmäßig / großporig	unregelmäßig / großporig
Elastizität		stramm	stramm	etw. weicher	stramm
Bräunung		typisch / hell-braun	typisch / hell-braun	typisch / hell-braun	typisch / hell-braun
Geschmack allgemein		typisch	typisch	säuerlicher	säuerlicher
Geschmack Salz		typisch / kräftig	typisch / kräftig	evtl. weniger Salz	etw. weniger Salz
Sonstiges			Brückenbildung	Brückenbildung	Brückenbildung

Anhang 15: Versuchsreihe 8 mit Beurteilung

Entwicklung / Rohstofftest

Art.-Bez.	Uldo	Art-Nr.		Datum	23. Jan. 09	Reihe Nr.	8
Gebäck:	Mischbrot 50/50, freigeschoben			Auftrag von	Braunwarth		

Rohstofftest

Rohstoff-Name:	Kochsalz		Rohstoff Nr.:	
Lieferant	Böck	SYMRISE	SYMRISE	SYMRISE
Rohstoff-Bezeichnung	Speisesalz	Salz Verstärker Aroma SY00383453	Salz Verstärker Aroma SY00383453	Salz Verstärker Aroma SY00383453
B:				
C:				

Vorgabe: Reduzierung von Kochsalz mit SYMRISE SY00383453 als Substitut. [60% der red. KS-Menge]

Resümee: Keiner der durchgeführten Versuche ergibt ein zufriedenstellendes Ergebniss!
Volumenmessung: alle JA
Na-Bestimmung: alle JA
Sensorik: alle NEIN

Beurteilt von: Braunwarth; Erd
Freigabe J/N: N

Parameter

		Standard	Vers. 8/1	Vers. 8/2	Vers. 8/3
TA:	TA				
Knetzeit:	min.	3+5	3+5	3+5	3+5
Teigtemp:	°C	27	27	27	27
Teigruhe:	min.	20	20	20	20
Teigeinlage:	g	850	850	850	850
Stückgare:	min.	30	30	30	30
Backprog.:					
Backtemp.:	°C	250 auf 200	250 auf 200	250 auf 200	250 auf 200
Backzeit:	min.	60	60	60	60
Sonstiges					

Teigrezeptur

		Standard	Vers. 8/1	Vers. 8/2	Vers. 8/3
Wz-Mehl 550	g	1500,000	1504,000	1508,000	1512,000
Rg-Mehl 1150	g	1500,000	1500,000	1500,000	1500,000
Uldo Sauerteigkonzentrat	g	120,000	120,000	120,000	120,000
Wasser	g	2170,000	2170,000	2170,000	2170,000
Hefe	g	120,000	120,000	120,000	120,000
Speisesalz	g	60,000	50,000	40,000	30,000
SYMRISE SY 00383453	g		6,000	12,000	18,000
	g				
	g				
Summe:		**5470,00**	**5470,00**	**5470,00**	**5470,00**

Beurteilung

		Standard	Vers. 8/1	Vers. 8/2	Vers. 8/3
TT °C		26,5°C	26,5°C	27,0°C	26,1°C
T-Farbe		grau / braun	grau / braun	grau / braun	grau / braun
T-Festigkeit		weich	weich	weich	weich
T-Feuchtigkeit		etw. feucht	etw. feucht	etw. feucht	etw. feucht
T-Dehnbarkeit		elastisch für RM	kürzer	kürzer	kürzer
T-Entwicklung		weicher / trockener / entspannt	weicher / trockener / entspannt	weicher / trockener / entspannt	weicher / trockener / entspannt
Endgarstabilität		stabil 30 min	stabil 28 min	stabil 26 min	stabil 24 min
Volumen		typisch / groß / etw. flach	flacher	flacher	flacher
~~Ausbund~~					
Krumenfarbe	Direkte Führung	grau / beige	grau / beige	grau / beige	grau / beige
Krume/Porung		unregelmäßig	unregelmäßig	unregelmäßig / großporig	unregelmäßig / großporig
Elastizität		stramm	stramm	stramm	stramm
Bräunung		typisch / hell-braun	typisch / hell-braun	typisch / hell-braun	typisch / hell-braun
Geschmack allgemein		typisch	typisch	typisch / zäh / Nachgeschmack (Hefeextrakt?)	fad / zäh / Nachgeschmack (Hefeextrakt?)
Geschmack Salz		typisch / kräftig	etw. weniger Salz	wenig Salz	wenig Salz / fad
Sonstiges			Brückenbildung / Kruste härter	Brückenbildung / Kruste noch härter	Brückenbildung / Kruste hart

Anhang 16: Versuchsreihe 9 mit Beurteilung

Entwicklung / Rohstofftest

Art.-Bez.	Kartoffel Brot ERD	Art-Nr.		Datum	29. Jan. 09	Reihe Nr.	9
Gebäck:	Kartoffel Brot			Auftrag von	Braunwarth		

Rohstofftest

Rohstofftest					Vorgabe	Resümee
Rohstoff-Name:	Weizenmisch-Kartoffelbrot. Mit Röstmalzmehl und Milchsäureanteilen.				Sondermischung ohne Salz für Testreihen Herr Erd. Reduzierung von Kochsalz	Nur Vers. 9/1 ergibt ein noch akzeptables Ergebnis! Volumenmessung: alle JA Na-Bestimmung: alle JA Sensorik: nur 9/1
Mix %	94 %					
Dosierungauf Mehl	33 %					
Salzgehalt Original	6 %					
					Beurteilt von	Braunwarth; Erd
					Datum	Freigabe J/N N

Parameter

		Standard	Vers. 9/1	Vers. 9/2	Vers. 9/3
TA:	TA				
Knetzeit:	min.	2 + 5	2 + 5	2 + 5	2 + 5
Teigtemp:	°C	26°C	26°C	26°C	26°C
Teigruhe:	min.	20	20	20	20
Teigeinlage:	g	600	600	600	600
Stückgare:	min.	35	35	35	35
Backprog.:		Prog.: 1	Prog.: 1	Prog.: 1	Prog.: 1
Backtemp.:	°C	Prog.: 1	Prog.: 1	Prog.: 1	Prog.: 1
Backzeit:	min.	Prog.: 1	Prog.: 1	Prog.: 1	Prog.: 1
Sonstiges					

Teigrezeptur

		Standard	Vers. 9/1	Vers. 9/2	Vers. 9/3
Wz-Mehl 550	g	1000,000	1005,000	1010,000	1015,000
	g				
Mix.:	g	470,000	470,000	470,000	470,000
Wasser	g	950,000	950,000	950,000	950,000
Hefe	g	50,000	50,000	50,000	50,000
Salz	g	30,000	25,000	20,000	15,000
Summe:		2500,00	2500,00	2500,00	2500,00

Beurteilung

		Standard	Vers. 9/1	Vers. 9/2	Vers. 9/3
TT °C		26,8°C	27,2°C	27,3°C	27,5°C
T-Farbe		hellbraun	hellbraun	hellbraun	hellbraun
T-Festigkeit		weich	weich	weich	weich
T-Feuchtigkeit		feucht / klebrig	etwas feuchter / klebriger	feuchter / klebriger	mehr feuchter / klebriger
T-Dehnbarkeit		elastisch / dehnbar	elastisch / dehnbar	elastisch / dehnbar	elastisch / dehnbar
T-Entwicklung		trockener / weich / entspannt	trockener / weich / entspannt	trockener / weich / entspannt	trockener / weich / entspannt
Endgarstabilität		stabil 40 min.	stabil 38 min.	stabil 36 min.	stabil 34 min.
Volumen		typisch	größer (breiter)	etwas größer	etwas kleiner
Ausbund		typisch / hell / ausgeprägt	typisch / hell / ausgeprägter (tiefer)	typisch / hell / ausgeprägter (tiefer)	typisch / hell / ausgeprägter (tiefer)
Krumenfarbe		beige	beige	beige	beige
Krume/Porung	Direkte Führung	unregelmäßig (fein)	unregelmäßig (grob)	unregelmäßig (gröber)	unregelmäßig (mehr gröber)
Elastizität		elastisch / stramm	elastisch / etwas weicher	elastisch / weicher	elastisch / mehr weicher
Bräunung		dunkelbraun	dunkelbraun	dunkelbraun	dunkelbraun
Geschmack		typisch / süßlich / leicht röstig	ausgeprägt röstig	fad / stark röstig	fad / bitter
Geschmack Salz		typisch aromatisch	etwas weniger Salz	weniger Salz	sehr wenig Salz
Kaueindruck		wattig / weich	wattig	rau / hart	rau / hart
Sonstiges			Wellen / Brückenbildung auf der Unterseite		

Anhang 17: Versuchsreihe 10 mit Beurteilung

Entwicklung / Rohstofftest

Art.-Bez.	Kartoffel Brot ERD	Art-Nr.		Datum	29. Jan. 09	Reihe Nr.	10
Gebäck:	Kartoffel Brot			Auftrag von	Braunwarth		

Rohstofftest

					Vorgabe	Resümee
Rohstoff-Name:	Weizenmisch-Kartoffelbrot. Mit Röstmalzmehl und Milchsäureanteilen.				Reduzierung von KS und ESCO-Ballance Salt als Substitut.	Vers. 10/1 kaum Unterschied zum Std. = am Besten; Vers. 10/2 geringe Unterschiede = noch vertretbar; Vers. 10/3 = evtl. noch vertretbar Volumenmessung: alle JA Na-Bestimmung: alle JA Sensorik: nur 10/1 + 10/2
Mix %	94 %					
Dosierungauf Mehl	33 %					
Salzgehalt Original	6 %					
					Beurteilt von	Braunwarth; Erd
					Datum	Freigabe J/N N

Parameter

		Standard	Vers. 10/1	Vers. 10/2	Vers. 10/3
TA:	TA				
Knetzeit:	min.	2 + 5	2 + 5	2 + 5	2 + 5
Teigtemp:	°C	26°C	26°C	26°C	26°C
Teigruhe:	min.	20	20	20	20
Teigeinlage:	g	600	600	600	600
Stückgare:	min.	35	35	35	35
Backprog.:		Prog.: 1	Prog.: 1	Prog.: 1	Prog.: 1
Backtemp.:	°C	Prog.: 1	Prog.: 1	Prog.: 1	Prog.: 1
Backzeit:	min.	Prog.: 1	Prog.: 1	Prog.: 1	Prog.: 1
Sonstiges					

Teigrezeptur

		Standard	Vers. 10/1	Vers. 10/2	Vers. 10/3
Wz-Mehl 550	g	1000,000	1000,000	1000,000	1000,000
	g				
Mix.:	g	470,000	470,000	470,000	470,000
Wasser	g	950,000	950,000	950,000	950,000
Hefe	g	50,000	50,000	50,000	50,000
Salz	g	30,000	25,000	20,000	15,000
Esco Ballance Salt	g		5,000	10,000	15,000
	g				
	g				
	g				
	g				
	g				
	g				
	g				
	g				
Summe:		2500,00	2500,00	2500,00	2500,00

Beurteilung

		Standard	Vers. 10/1	Vers. 10/2	Vers. 10/3
TT °C		26,0°C	26,7°C	26,8°C	27,1°C
T-Farbe		hellbraun	hellbraun	hellbraun	hellbraun
T-Festigkeit		weich	weich	weich	weich
T-Feuchtigkeit		etwas feucht / weniger klebrig	etwas feucht / weniger klebrig	etwas feucht / weniger klebrig	etwas feucht / weniger klebrig
T-Dehnbarkeit		elastisch / dehnbar	elastisch / dehnbar	elastisch / dehnbar	elastisch / dehnbar
T-Entwicklung		trockener / weich / entspannt	trockener / weich / entspannt	trockener / weich / entspannt	trockener / weich / entspannt
Endgarstabilität		stabil 40 min.	stabil 40 min.	stabil 40 min.	stabil 40 min.
Volumen		typisch	typisch	typisch	typisch
Ausbund		typisch / hell / ausgeprägt	typisch / hell / ausgeprägt	typisch / hell / ausgeprägt	typisch / hell / ausgeprägt
Krumenfarbe	Direkte Führung	beige	beige	beige	beige
Krume/Porung		unregelmäßig (fein)	unregelmäßig (fein)	unregelmäßig	unregelmäßig (grob)
Elastizität		elastisch / stramm	elastisch / stramm	elastisch / stramm	elastisch / stramm
Bräunung		dunkelbraun	dunkelbraun	dunkelbraun	dunkelbraun
Geschmack		typisch / süßlich / leicht röstig	typisch / süßlich / leicht röstig	typisch / süßlich / leicht röstig	typisch / süßlich / leicht röstig
Geschmack Salz		typisch aromatisch	typisch aromatisch	evtl. weniger Salz	etwas weniger Salz
Kaueindruck		wattig / weich	wattig / weich	wattig / weich	wattig / weich
Sonstiges		etwas wellig (Unterseite)	etwas wellig (Unterseite)	etwas wellig (Unterseite)	etwas wellig (Unterseite)

Anhang 18: Versuchsreihe 11 mit Beurteilung

Entwicklung / Rohstofftest

Art.-Bez.	Kartoffel Brot ERD	Art-Nr.		Datum	3. Feb. 09	Reihe Nr. 11
Gebäck:	Kartoffel Brot			Auftrag von	Braunwarth	

Rohstofftest

Rohstofftest		Vorgabe	Resümee
Rohstoff-Name:	Weizenmisch-Kartoffelbrot. Mit Röstmalzmehl und Milchsäureanteilen.	Reduzierung von KS und Loma- Salt 50 als Substitut.	Vers. 11/1 kaum Unterschied zum Std. = am Besten; Vers. 11/2 geringe Unterschiede = noch vertretbar; Vers. 11/3 = evtl. noch vertretbar Volumenmessung: alle JA Na-Bestimmung: alle JA Sensorik: nur 11/1 + 11/2
Mix %	94 %		
Dosierung auf Mehl	33 %		
Salzgehalt Original	6 %		
		Beurteilt von	Braunwarth; Erd
		Datum	Freigabe J/N — N

Parameter

		Standard	Vers. 11/1	Vers. 11/2	Vers. 11/3
TA:	TA				
Knetzeit:	min.	2 + 5	2 + 5	2 + 5	2 + 5
Teigtemp:	°C	26°C	26°C	26°C	26°C
Teigruhe:	min.	20	20	20	20
Teigeinlage:	g	600	600	600	600
Stückgare:	min.	35	35	35	35
Backprog.:		Prog.: 1	Prog.: 1	Prog.: 1	Prog.: 1
Backtemp.:	°C	Prog.: 1	Prog.: 1	Prog.: 1	Prog.: 1
Backzeit:	min.	Prog.: 1	Prog.: 1	Prog.: 1	Prog.: 1
Sonstiges					

Teigrezeptur

		Standard	Vers. 11/1	Vers. 11/2	Vers. 11/3
Wz-Mehl 550	g	1000,000	1000,000	1000,000	1000,000
	g				
Mix.:	g	470,000	470,000	470,000	470,000
Wasser	g	950,000	950,000	950,000	950,000
Hefe	g	50,000	50,000	50,000	50,000
Salz	g	30,000	25,000	20,000	15,000
Loma Salt 50	g		5,000	10,000	15,000
Summe:		2500,00	2500,00	2500,00	2500,00

Beurteilung

	Standard	Vers. 11/1	Vers. 11/2	Vers. 11/3
TT °C	26,5°C	27,1°C	26,8°C	26,8°C
T-Farbe	hellbraun	hellbraun	hellbraun	hellbraun
T-Festigkeit	weich	weich	weich	weich
T-Feuchtigkeit	etwas feucht / weniger klebrig	etwas feucht / weniger klebrig	etwas feucht / weniger klebrig	etwas feucht / weniger klebrig
T-Dehnbarkeit	elastisch / dehnbar	elastisch / dehnbar	elastisch / dehnbar	elastisch / dehnbar
T-Entwicklung	trockener / weich / entspannt	trockener / weich / entspannt	trockener / weich / entspannt	trockener / weich / entspannt
Endgarstabilität	stabil 40 min.	stabil 40 min.	stabil 40 min.	stabil 40 min.
Volumen	typisch	etwas größer	typisch	typisch
Ausbund	typisch / hell / ausgeprägt	typisch / hell / ausgeprägt	hell / weiter / tiefer ausgeprägt	hell / weiter / tiefer ausgeprägt
Krumenfarbe	beige	beige	beige	beige
Krume/Porung	unregelmäßig (fein)	unregelmäßig (fein)	unregelmäßig	unregelmäßig (grob)
Elastizität	elastisch / stramm	elastisch / stramm	elastisch / stramm	elastisch / stramm
Bräunung	dunkelbraun	dunkelbraun	dunkelbraun	dunkelbraun
Geschmack	typisch / süßlich / leicht röstig	typisch / süßlich / röstig	typisch / süßlich / leicht röstig	typisch / süßlich / leicht röstig
Geschmack Salz	typisch aromatisch	typisch aromatisch	evtl. weniger Salz	etwas weniger Salz
Kaueindruck	wattig / weich	leicht / weich	schwer / weich	schwer / weich
Sonstiges	etwas wellig (Unterseite)	etwas wellig (Unterseite)	etwas wellig (Unterseite)	etwas wellig (Unterseite)

(Direkte Führung)

Anhang 19: Versuchsreihe 12 mit Beurteilung

Entwicklung / Rohstofftest

Art.-Bez.	Kartoffel Brot ERD	Art-Nr.		Datum	3. Feb. 09	Reihe Nr.	12
Gebäck:	Kartoffel Brot			Auftrag von	Braunwarth		

Rohstofftest					Vorgabe	Resümee
Rohstoff-Name:	Weizenmisch-Kartoffelbrot. Mit Röstmalzmehl und Milchsäureanteilen.				Reduzierung von KS und SYMRISE SY00383453 als Subsitut. [60% der red. KS-Menge]	Keiner der durchgeführten Versuche ergibt ein zufriedenstellendes Ergebnis! Volumenmessung: alle JA Na-Bestimmung: alle JA Sensorik: alle NEIN
Mix %	94 %					
Dosierungauf Mehl	33 %					
Salzgehalt Original	6 %					
					Beurteilt von	Braunwarth; Erd
					Datum	Freigabe J/N — N

Parameter

		Standard	Vers. 12/1	Vers. 12/2	Vers. 12/3
TA:	TA				
Knetzeit:	min.	2 + 5	2 + 5	2 + 5	2 + 5
Teigtemp:	°C	26°C	26°C	26°C	26°C
Teigruhe:	min.	20	20	20	20
Teigeinlage:	g	600	600	600	600
Stückgare:	min.	35	35	35	35
Backprog.:		Prog.: 1	Prog.: 1	Prog.: 1	Prog.: 1
Backtemp.:	°C	Prog.: 1	Prog.: 1	Prog.: 1	Prog.: 1
Backzeit:	min.	Prog.: 1	Prog.: 1	Prog.: 1	Prog.: 1
Sonstiges					

Teigrezeptur

		Standard	Vers. 12/1	Vers. 12/2	Vers. 12/3
Wz-Mehl 550	g	1000,000	1002,000	1004,000	1006,000
	g				
Mix.:	g	470,000	470,000	470,000	470,000
Wasser	g	950,000	950,000	950,000	950,000
Hefe	g	50,000	50,000	50,000	50,000
Salz	g	30,000	25,000	20,000	15,000
SYMRISE SY00383453	g		3,000	6,000	9,000
	g				
	g				
	g				
	g				
	g				
	g				
	g				
Summe:		2500,00	2500,00	2500,00	2500,00

Beurteilung

		Standard	Vers. 12/1	Vers. 12/2	Vers. 12/3
TT °C		26,7°C	26,9°C	26,1°C	26,3°C
T-Farbe		hellbraun	hellbraun	hellbraun	hellbraun
T-Festigkeit		weich	weich	weich	weich
T-Feuchtigkeit		feucht / klebrig	etwas feuchter / klebriger	feuchter / klebriger	mehr feuchter / klebriger
T-Dehnbarkeit		elastisch / dehnbar	elastisch / dehnbar	elastisch / dehnbar	elastisch / dehnbar
T-Entwicklung		trockener / weich / entspannt	trockener / weich / entspannt	trockener / weich / entspannt	trockener / weich / entspannt
Endgarstabilität		stabil 40 min.	stabil 38 min.	stabil 36 min.	stabil 34 min.
Volumen		typisch	größer (breiter)	etwas größer	etwas kleiner
Ausbund		typisch / hell / ausgeprägt	typisch / hell / ausgeprägter (tiefer)	typisch / hell / ausgeprägter (tiefer)	typisch / hell / ausgeprägter (tiefer)
Krumenfarbe		beige	beige	beige	beige
Krume/Porung	Direkte Führung	unregelmäßig (fein)	unregelmäßig (grob)	unregelmäßig (gröber)	unregelmäßig (mehr gröber)
Elastizität		elastisch / stramm	elastisch / etwas weicher	elastisch / weicher	elastisch / mehr weicher
Bräunung		dunkelbraun	dunkelbraun	dunkelbraun	dunkelbraun
Geschmack		typisch / süßlich / leicht röstig	ausgeprägt röstig	fad / stark röstig / Nachgeschmack (Hefeextrakt?)	fad / bitter / Nachgeschmack (Hefeextrakt?)
Geschmack Salz		typisch aromatisch	etwas weniger Salz	weniger Salz	sehr wenig Salz
Kaueindruck		wattig / weich	wattig	rau / hart	rau / hart
Sonstiges		Wellen / Brückenbildung auf der Unterseite			

Anhang 20: Versuchsreihe 13 mit Beurteilung

Entwicklung / Rohstofftest

Art.-Bez.	D-Vollkorn Brot ERD	Art-Nr.		Datum	5. Feb. 09	Reihe Nr.	13
Gebäck:	D-Vollkorn Brot			Auftrag von	Braunwarth		

Rohstofftest

					Vorgabe	Resümee
	Dinkel-Vollkornbrot mit 7% Sonnenblumenkernen im Mix. Natriumdiacetat mit 0,24% im Mix. Mehlanteile 100% Dinkelvollkorn.				Reduzierung von Kochsalz ohne Substitut.	Nur Vers. 13/1 ergibt ein noch akzeptables Ergebnis! Volumenmessung: alle JA Na-Bestimmung: alle JA Sensorik: nur 13/1
Mix %	97%					
Dosierungauf Mehl	100 %					
Salzgehalt Original	2,11 %					
					Beurteilt von	Braunwarth; Erd
					Datum	Freigabe J/N N

Parameter

		Standard	Vers. 13/1	Vers. 13/2	Vers. 13/3
TA:	TA				
Knetzeit:	min.	12 / 1	12 / 1	12 / 1	12 / 1
Teigtemp:	°C	28/29	28/29	28/29	28/29
Teigruhe:	min.	60	60	60	60
Teigeinlage:	g	550	550	550	550
Stückgare:	min.	45 - 60	45 - 60	45 - 60	45 - 60
Backprog.:		Prog. 22	Prog. 22	Prog. 22	Prog. 22
Backtemp.:	°C	260 auf 190	260 auf 190	260 auf 190	260 auf 190
Backzeit:	min.	60-70	60-70	60-70	60-70
Sonstiges					

Teigrezeptur

		Standard	Vers. 13/1	Vers. 13/2	Vers. 13/3
D-VK-Mehl		17,800	24,800	31,820	38,900
Mix.:	g	1940,000	1940,000	1940,000	1940,000
Wasser	g	1320,000	1320,000	1320,000	1320,000
Hefe	g	56,000	56,000	56,000	56,000
Kochsalz	g	42,200	35,167	28,133	21,100
Summe:		3376,00	3375,97	3375,95	3376,00

Beurteilung

		Standard	Vers. 13/1	Vers. 13/2	Vers. 13/3
TT °C		26,6°C	26,4°C	26,6°C	26,7°C
T-Farbe		Dunkelbraun	Dunkelbraun	Dunkelbraun	Dunkelbraun
T-Festigkeit		sehr weich	sehr weich	sehr weich	sehr weich
T-Feuchtigkeit		sehr feucht	sehr feucht	sehr feucht	sehr feucht
T-Dehnbarkeit		etw. zäh	etw. zäh	etw. zäh	etw. zäh
T-Entwicklung		trockener / entspannt	trockener / entspannt	trockener / entspannt	trockener / entspannt
Endgarstabilität		stabil 50 min.	stabil 45 min.	stabil 40 min.	stabil 35 min.
Volumen		typisches Kastenvolumen	typisches Kastenvolumen	typisches Kastenvolumen	typisches Kastenvolumen
Krumenfarbe		Haselnussbraun	Haselnussbraun	Haselnussbraun	Haselnussbraun
Krume/Porung	Direkte Führung	fein / gleichmäßig	fein / gleichmäßig	fein / gleichmäßig	fein / gleichmäßig
Elastizität		elastisch	elastisch	elastisch	elastisch
Bräunung		Dunkelbraun / gleichmäßig	Dunkelbraun / gleichmäßig	Dunkelbraun / gleichmäßig	Dunkelbraun / gleichmäßig
Geschmack		intensiv Vollkorn / röstig / Sonnenblumenkerne	intensiv Vollkorn / röstig / Sonnenblumenkerne	intensiv Vollkorn / röstig / Sonnenblumenkerne	intensiv Vollkorn / röstig / Sonnenblumenkerne
Geschmack Salz		typisch aromatisch	etwas weniger Salz	weniger Salz	sehr wenig Salz
Kaueindruck		körnig / weich	körnig / weich	körnig / weich	körnig / weich
Sonstiges					

Anhang 21: Versuchsreihe 14 mit Beurteilung

Entwicklung / Rohstofftest

Art.-Bez.	D-Vollkorn Brot ERD	**Art-Nr.**		**Datum**	5. Feb. 09
Gebäck:	D-Vollkorn Brot			**Auftrag von**	Braunwarth

Reihe Nr. 14

Rohstofftest

Dinkel-Vollkornbrot mit 7% Sonnenblumenkernen im Mix.
Natriumdiacetat mit 0,24% im Mix.
Mehlanteile 100% Dinkelvollkorn.

Mix %	97%
Dosierungauf Mehl	100 %
Salzgehalt Original	2,11 %

Vorgabe: Reduzierung von Kochsalz mit ESCO BALLANCE SALT als Substitut.

Resümee: Vers. 14/1 kaum Unterschied zum Std. = am Besten; Vers. 14/2 geringe Unterschiede = noch vertretbar; Vers. 14/3 = evtl. noch vertretbar
Volumenmessung: alle JA
Na-Bestimmung: alle JA
Sensorik: nur 14/1 + 14/2

Beurteilt von: Braunwarth; Erd
Datum:
Freigabe J/N: N

Parameter

		Standard	Vers. 14/1	Vers. 14/2	Vers. 14/3
TA:	TA				
Knetzeit:	min.	12 / 1	12 / 1	12 / 1	12 / 1
Teigtemp:	°C	28/29	28/29	28/29	28/29
Teigruhe:	min.	60	60	60	60
Teigeinlage:	g	550	550	550	550
Stückgare:	min.	45 - 60	45 - 60	45 - 60	45 - 60
Backprog.:		Prog. 22	Prog. 22	Prog. 22	Prog. 22
Backtemp.:	°C	260 auf 190	260 auf 190	260 auf 190	260 auf 190
Backzeit:	min.	60-70	60-70	60-70	60-70
Sonstiges					

Teigrezeptur

		Standard	Vers. 14/1	Vers. 14/2	Vers. 14/3
D-VK-Mehl		17,800	17,800	17,800	17,800
Mix.:	g	1940,000	1940,000	1940,000	1940,000
Wasser	g	1320,000	1320,000	1320,000	1320,000
Hefe	g	56,000	56,000	56,000	56,000
Kochsalz	g	42,200	35,167	28,133	21,100
ESCO Ballance Salt	g		7,033	14,066	21,100
	g				
	g				
	g				
	g				
	g				
	g				
	g				
Summe:		**3376,00**	**3376,00**	**3376,00**	**3376,00**

Beurteilung

		Standard	Vers. 14/1	Vers. 14/2	Vers. 14/3
TT °C		28,1°C	28,2°C	28,2°C	28,5°C
T-Farbe		Dunkelbraun	Dunkelbraun	Dunkelbraun	Dunkelbraun
T-Festigkeit		sehr weich	sehr weich	sehr weich	sehr weich
T-Feuchtigkeit		sehr feucht	sehr feucht	sehr feucht	sehr feucht
T-Dehnbarkeit		gut elastisch	gut elastisch	gut elastisch	gut elastisch
T-Entwicklung		trockener / entspannt	trockener / entspannt	trockener / entspannt	trockener / entspannt
Endgarstabilität		stabil 50 min.	stabil 50 min.	stabil 50 min.	stabil 50 min.
Volumen		typisches Kastenvolumen	typisches Kastenvolumen	typisches Kastenvolumen	typisches Kastenvolumen
Krumenfarbe		Haselnussbraun	Haselnussbraun	Haselnussbraun	Haselnussbraun
Krume/Porung		fein / gleichmäßig	fein / gleichmäßig	fein / gleichmäßig	fein / gleichmäßig
Elastizität	Direkte Führung	elastisch	elastisch	elastisch	elastisch
Bräunung		Dunkelbraun / gleichmäßig	Dunkelbraun / gleichmäßig	Dunkelbraun / gleichmäßig	Dunkelbraun / gleichmäßig
Geschmack		intensiv Vollkorn / röstig / Sonnenblumenkerne	intensiv Vollkorn / röstig / Sonnenblumenkerne	intensiv Vollkorn / röstig / Sonnenblumenkerne	intensiv Vollkorn / röstig / Sonnenblumenkerne
Geschmack Salz		typisch aromatisch	typisch aromatisch	typisch aromatisch	typisch aromatisch
Kaueindruck		körnig / weich	körnig / weich	körnig / weich	körnig / weich
Sonstiges					

Anhang 22: Versuchsreihe 15 mit Beurteilung

Entwicklung / Rohstofftest

Art.-Bez.	D-Vollkorn Brot ERD	Art-Nr.		Datum	5. Feb. 09	Reihe Nr.	15
Gebäck:	D-Vollkorn Brot			Auftrag von	Braunwarth		

Rohstofftest

Dinkel-Vollkornbrot mit 7% Sonnenblumenkernen im Mix.
Natriumdiacetat mit 0,24% im Mix.
Mehlanteile 100% Dinkelvollkorn.

Mix %	97%
Dosierung auf Mehl	100 %
Salzgehalt Original	2,11 %

Vorgabe: Reduzierung von Kochsalz mit LOMA SALT als Substitut.

Resümee: Vers. 15/1 kaum Unterschied zum Std. = am Besten; Vers. 15/2 geringe Unterschiede = noch vertretbar; Vers. 15/3 = evtl. noch vertretbar
Volumenmessung: alle JA
Na-Bestimmung: alle JA
Sensorik: nur 15/1 + 15/2

Beurteilt von: Braunwarth; Erd
Datum: Freigabe J/N — N

Parameter

		Standard	Vers. 15/1	Vers. 15/2	Vers. 15/3
TA:	TA				
Knetzeit:	min.	12 / 1	12 / 1	12 / 1	12 / 1
Teigtemp:	°C	28/29	28/29	28/29	28/29
Teigruhe:	min.	60	60	60	60
Teigeinlage:	g	550	550	550	550
Stückgare:	min.	45 - 60	45 - 60	45 - 60	45 - 60
Backprog.:		Prog. 22	Prog. 22	Prog. 22	Prog. 22
Backtemp.:	°C	260 auf 190	260 auf 190	260 auf 190	260 auf 190
Backzeit:	min.	60-70	60-70	60-70	60-70
Sonstiges					

Teigrezeptur

		Standard	Vers. 15/1	Vers. 15/2	Vers. 15/3
D-VK-Mehl		17,800	17,800	17,800	17,800
Mix.:	g	1940,000	1940,000	1940,000	1940,000
Wasser	g	1320,000	1320,000	1320,000	1320,000
Hefe	g	56,000	56,000	56,000	56,000
Kochsalz	g	42,200	35,167	28,133	21,100
LOMA Salt 50	g		7,033	14,066	21,100
Summe:		3376,00	3376,00	3376,00	3376,00

Beurteilung

	Standard	Vers. 15/1	Vers. 15/2	Vers. 15/3
TT °C	29,3°C	29,5°C	29,4°C	29,3°C
T-Farbe	Dunkelbraun	Dunkelbraun	Dunkelbraun	Dunkelbraun
T-Festigkeit	sehr weich	sehr weich	sehr weich	sehr weich
T-Feuchtigkeit	sehr feucht	sehr feucht	sehr feucht	sehr feucht
T-Dehnbarkeit	elastisch	elastisch	elastisch	gut elastisch
T-Entwicklung	trockener / entspannt	trockener / entspannt	trockener / entspannt	trockener / entspannt
Endgarstabilität	stabil 45 min.	stabil 45 min.	stabil 45 min.	stabil 45 min.
Volumen	typisches Kastenvolumen	typisches Kastenvolumen	typisches Kastenvolumen	typisches Kastenvolumen
Krumenfarbe	Haselnussbraun	Haselnussbraun	Haselnussbraun	Haselnussbraun
Krume/Porung	fein / gleichmäßig	fein / gleichmäßig	fein / gleichmäßig	fein / gleichmäßig
Elastizität	elastisch	elastisch	elastisch	elastisch
Bräunung	Dunkelbraun / gleichmäßig	Dunkelbraun / gleichmäßig	Dunkelbraun / gleichmäßig	Dunkelbraun / gleichmäßig
Geschmack	intensiv Vollkorn / röstig / Sonnenblumenkerne	intensiv Vollkorn / röstig / Sonnenblumenkerne	intensiv Vollkorn / röstig / Sonnenblumenkerne	intensiv Vollkorn / röstig / Sonnenblumenkerne
Geschmack Salz	typisch aromatisch	typisch aromatisch	typisch aromatisch	etwas weniger Salz
Kaueindruck	körnig / weich	körnig / weich	körnig / weich	körnig / weich
Sonstiges				

(Direkte Führung)

Anhang 23: Versuchsreihe 16 mit Beurteilung

Entwicklung / Rohstofftest

Art.-Bez.	D-Vollkorn Brot ERD	Art-Nr.		Datum	5. Feb. 09	Reihe Nr.	16
Gebäck:	D-Vollkorn Brot			Auftrag von	Braunwarth		

Rohstofftest

					Vorgabe	Resümee
	Dinkel-Vollkornbrot mit 7% Sonnenblumenkernen im Mix.				Reduzierung von Kochsalz mit Symrise SY00383453 als Substitut. [60% der red. KS-Menge]	Keiner der durchgeführten Versuche ergibt ein zufriedenstellendes Ergebniss! Volumenmessung: alle JA Na-Bestimmung: alle JA Sensorik: alle NEIN
	Natriumdiacetat mit 0,24% im Mix.					
	Mehlanteile 100% Dinkelvollkorn.					
Mix %	97%					
Dosierungauf Mehl	100 %					
Salzgehalt Original	2,11 %					
					Beurteilt von	Braunwarth; Erd
					Datum	Freigabe J/N N

Parameter

		Standard	Vers. 16/1	Vers. 16/2	Vers. 16/3
TA:	TA				
Knetzeit:	min.	12 / 1	12 / 1	12 / 1	12 / 1
Teigtemp:	°C	28/29	28/29	28/29	28/29
Teigruhe:	min.	60	60	60	60
Teigeinlage:	g	550	550	550	550
Stückgare:	min.	45 - 60	45 - 60	45 - 60	45 - 60
Backprog.:		Prog. 22	Prog. 22	Prog. 22	Prog. 22
Backtemp.:	°C	260 auf 190	260 auf 190	260 auf 190	260 auf 190
Backzeit:	min.	60-70	60-70	60-70	60-70
Sonstiges					

Teigrezeptur

		Standard	Vers. 16/1	Vers. 16/2	Vers. 16/3
D-VK-Mehl		17,800	20,610	23,430	26,240
Mix.:	g	1940,000	1940,000	1940,000	1940,000
Wasser	g	1320,000	1320,000	1320,000	1320,000
Hefe	g	56,000	56,000	56,000	56,000
Kochsalz	g	42,200	35,167	28,133	21,100
Symrise SY00383453	g		4,220	8,440	12,660
	g				
	g				
	g				
	g				
	g				
	g				
	g				
	g				
Summe:		3376,00	3376,00	3376,00	3376,00

Beurteilung

		Standard	Vers. 16/1	Vers. 16/2	Vers. 16/3
TT °C		29,5°C	29,8°C	29,1°C	29,1°C
T-Farbe		Dunkelbraun	Dunkelbraun	Dunkelbraun	Dunkelbraun
T-Festigkeit		sehr weich	sehr weich	sehr weich	sehr weich
T-Feuchtigkeit		sehr feucht	sehr feucht	sehr feucht	sehr feucht
T-Dehnbarkeit		elastisch	elastisch	elastisch	gut elastisch
T-Entwicklung		trockener / entspannt	trockener / entspannt	trockener / entspannt	trockener / entspannt
Endgarstabilität		stabil 45 min.	stabil 40 min.	stabil 35 min.	stabil 30 min.
Volumen		typisches Kastenvolumen	typisches Kastenvolumen	typisches Kastenvolumen	typisches Kastenvolumen
Krumenfarbe		Haselnussbraun	Haselnussbraun	Haselnussbraun	Haselnussbraun
Krume/Porung	Direkte Führung	fein / gleichmäßig	fein / gleichmäßig	fein / gleichmäßig	fein / gleichmäßig
Elastizität		elastisch	etwas weich / unelastisch	weich / unelastisch	sehr weich / unelastisch
Bräunung		Dunkelbraun / gleichmäßig	Dunkelbraun / gleichmäßig	Dunkelbraun / gleichmäßig	Dunkelbraun / gleichmäßig
Geschmack		intensiv Vollkorn / röstig / Sonnenblumenkerne	intensiv Vollkorn / röstig / Sonnenblumenkerne	intensiv Vollkorn / röstig / Sonnenblumenkerne	intensiv Vollkorn / röstig / Sonnenblumenkerne
Geschmack Salz		typisch aromatisch	etwas weniger Salz	weniger Salz	sehr wenig Salz
Kaueindruck		körnig / weich	körnig / weich	körnig / weich	körnig / weich
Sonstiges			etwas Nebengeschmack (Hefeextrakt)	mehr Nebengeschmack (Hefeextrakt)	starker Nebengeschmack (Hefeextrakt)

Anhang 24: Versuchsreihe 17 mit Beurteilung

Entwicklung / Rohstofftest

Art.-Bez.	Mehrkorn Brötchen ERD	Art-Nr.		Datum	2. Jan. 09	Reihe Nr. 17
Gebäck:	Mehrkornbrötchen			Auftrag von	Braunwarth	

Rohstofftest

Rohstoff-Name:	Mehrkornbrötchen (Weizen, Roggen, Gerste, Hafer, Mais, Dinkel) mit Sonnenblumenkernen Leinsaat, Röstmalz und Milchsäure.
Mix %	96 %
Dosierung auf Mehl	48 %
Salzgehalt im Mix	3,4 %

Vorgabe: Reduzierung von Kochsalz ohne Substitut.

Resümee: Nur Vers. 17/1 ergibt ein noch akzeptables Ergebnis!
Volumenmessung: alle JA
Na-Bestimmung: alle JA
Sensorik: nur 17/1

Beurteilt von: Braunwarth; Erd
Datum:
Freigabe J/N: **N**

Parameter

		Standard	Vers. 17/1	Vers. 17/2	Vers. 17/3
TA:	TA				
Knetzeit:	min.	5 + 4	5 + 4	5 + 4	5 + 4
Teigtemp:	°C	26	26	26	26
Teigruhe:	min.	10	10	10	10
Teigeinlage:	g	2200	2200	2200	2200
Stückgare:	min.	35 - 40	35 - 40	35 - 40	35 - 40
Backprog.:		Prog.: 4	Prog.: 4	Prog.: 4	Prog.: 4
Backtemp.:	°C	20° unter Bröt.	20° unter Bröt.	20° unter Bröt.	20° unter Bröt.
Backzeit:	min.	20-25	20-25	20-25	20-25
Sonstiges					

Teigrezeptur

		Standard	Vers. 17/1	Vers. 17/2	Vers. 17/3
Wz-Mehl 550	g	1369,000	1377,500	1386,000	1394,500
Rg-Mehl 1150	g	240,000	240,000	240,000	240,000
Mix.:	g	1440,000	1440,000	1440,000	1440,000
Wasser	g	1760,000	1760,000	1760,000	1760,000
Hefe	g	100,000	100,000	100,000	100,000
Salz	g	51,000	42,500	34,000	25,500
Summe:		4960,00	4960,00	4960,00	4960,00

Beurteilung (Direkte Führung)

	Standard	Vers. 17/1	Vers. 17/2	Vers. 17/3
TT °C	26,1°C	26,3°C	26,5°C	27,0°C
T-Farbe	hellbraun / grau	hellbraun / grau	hellbraun / grau	hellbraun / grau
T-Festigkeit	etwas weich	etwas weich	etwas weich	etwas weich
T-Feuchtigkeit	trocken	etwas feuchter	etwas feuchter	feuchter
T-Dehnbarkeit	kurz	etwas elastischer	elastischer	mehr elastischer
T-Entwicklung	weicher / trockener / entspannt	weicher / trockener / entspannt	weicher / trockener / entspannt	weicher / trockener / entspannt
Endgarstabilität	stabil 40 min.	stabil 37 min.	stabil 34 min.	stabill 30 min
Volumen	typisch	größer	größer / breiter	breiter / flacher
Krumenfarbe	braun / beige	braun / beige	braun / beige	braun / beige
Krume/Porung	fein	fein	fein	fein
Elastizität	elastisch	elastisch	etwas geschwächt	etwas geschwächt
Bräunung	hellbraun	hellbraun	hellbraun	etwas heller
Geschmack allgemein	saaten / röstig	saaten / leicht röstig	saaten / wenig röstig	saaten / nicht röstig
Geschmack Salz	typisch	evtl. weniger	etwas weniger	weniger / fad
Kaueindruck	weich / wattig	weich / wattig	weich / wattig	weich / wattig
Sonstiges				

Anhang 25: Versuchsreihe 18 mit Beurteilung

Entwicklung / Rohstofftest

Art.-Bez.	Mehrkorn Brötchen ERD	Art-Nr.		Datum	6. Feb. 09	Reihe Nr.	18
Gebäck:	Mehrkornbrötchen			Auftrag von	Braunwarth		

Rohstofftest

		Vorgabe	Resümee
Rohstoff-Name:	Mehrkornbrötchen (Weizen, Roggen, Gerste, Hafer, Mais, Dinkel) mit Sonnenblumenkernen Leinsaat, Röstmalzund Milchsäure.	Reduzierung von Kochsalz mit ESCO BallanceSalt als Substitut	Vers. 18/1 kaum Unterschied zum Std. = am Besten; Vers. 18/2 geringe Unterschiede = noch vertretbar; Vers. 18/3 = evtl. noch vertretbar Volumenmessung: alle JA Na-Bestimmung: alle JA Sensorik: nur 18/1 + 18/2
Mix %	96 %		
Dosierung auf Mehl	48 %		
Salzgehalt im Mix	3,4 %		
		Beurteilt von	Braunwarth; Erd
		Datum	Freigabe J/N N

Parameter

		Standard	Vers. 18/1	Vers. 18/2	Vers. 18/3
TA:	TA				
Knetzeit:	min.	5 + 4	5 + 4	5 + 4	5 + 4
Teigtemp:	°C	26	26	26	26
Teigruhe:	min.	10	10	10	10
Teigeinlage:	g	2200	2200	2200	2200
Stückgare:	min.	35 - 40	35 - 40	35 - 40	35 - 40
Backprog.:		Prog.: 4	Prog.: 4	Prog.: 4	Prog.: 4
Backtemp.:	°C	20° unter Bröt.	20° unter Bröt.	20° unter Bröt.	20° unter Bröt.
Backzeit:	min.	20-25	20-25	20-25	20-25
Sonstiges					

Teigrezeptur

		Standard	Vers. 18/1	Vers. 18/2	Vers. 18/3
Wz-Mehl 550	g	1369,000	1369,000	1369,000	1369,000
Rg-Mehl 1150	g	240,000	240,000	240,000	240,000
Mix.:	g	1440,000	1440,000	1440,000	1440,000
Wasser	g	1760,000	1760,000	1760,000	1760,000
Hefe	g	100,000	100,000	100,000	100,000
Salz	g	51,000	42,500	34,000	25,500
ESCO Ballance Salt	g		8,500	17,000	25,500
	g				
	g				
	g				
	g				
	g				
	g				
	g				
	g				
Summe:		4960,00	4960,00	4960,00	4960,00

Beurteilung

		Standard	Vers. 18/1	Vers. 18/2	Vers. 18/3
TT °C		26,9°C	26,4°C	26,3°C	26,6°C
T-Farbe		hellbraun / grau	hellbraun / grau	hellbraun / grau	hellbraun / grau
T-Festigkeit		weich	weich	weich	weich
T-Feuchtigkeit		trocken	etwas feuchter	etwas feuchter	feuchter
T-Dehnbarkeit		etwas kurz	etwas kurz	elastischer	elastischer
T-Entwicklung		weicher / trockener / entspannt	weicher / trockener / entspannt	weicher / trockener / entspannt	weicher / trockener / entspannt
Endgarstabilität		stabil 40 min.	stabil 40 min.	stabil 40 min.	stabil 40 min.
Volumen		typisch	größer	typisch	typisch
Krumenfarbe		braun / beige	braun / beige	braun / beige	braun / beige
Krume/Porung	Direkte Führung	fein	fein	fein	fein
Elastizität		elastisch	elastisch	elastisch	elastisch
Bräunung		hellbraun	hellbraun	hellbraun	hellbraun
Geschmack allgemein		saaten / röstig	saaten / leicht röstig	saaten / leicht röstig	saaten / leicht röstig
Geschmack Salz		typisch	typisch	typisch	evtl. weniger
Kaueindruck		weich / wattig	weich / wattig	weich / wattig	weich / wattig
Sonstiges					

Anhang 26: Versuchsreihe 19 mit Beurteilung

Entwicklung / Rohstofftest

Art.-Bez.	Mehrkorn Brötchen ERD	Art.-Nr.		Datum	6. Feb. 09	Reihe Nr.	19
Gebäck:	Mehrkornbrötchen			Auftrag von	Braunwarth		

Rohstofftest

Rohstoff-Name:	Mehrkornbrötchen (Weizen, Roggen, Gerste, Hafer, Mais, Dinkel) mit Sonnenblumenkernen Leinsaat, Röstmalz und Milchsäure.
Mix %	96 %
Dosierung auf Mehl	48 %
Salzgehalt im Mix	3,4 %

Vorgabe: Reduzierung von Kochsalz mit Loma Salt50 als Substitut

Resümee: Vers. 19/1 kaum Unterschied zum Std. = am Besten; Vers. 19/2 geringe Unterschiede = noch vertretbar; Vers. 19/3 = evtl. noch vertretbar
Volumenmessung: alle JA
Na-Bestimmung: alle JA
Sensorik: nur 19/1 + 19/2

Beurteilt von: Braunwarth; Erd
Datum:
Freigabe J/N: N

Parameter

		Standard	Vers. 19/1	Vers. 19/2	Vers. 19/3
TA:	TA				
Knetzeit:	min.	5 + 4	5 + 4	5 + 4	5 + 4
Teigtemp:	°C	26	26	26	26
Teigruhe:	min.	10	10	10	10
Teigeinlage:	g	2200	2200	2200	2200
Stückgare:	min.	35 - 40	35 - 40	35 - 40	35 - 40
Backprog.:		Prog.: 4	Prog.: 4	Prog.: 4	Prog.: 4
Backtemp.:	°C	20° unter Bröt.	20° unter Bröt.	20° unter Bröt.	20° unter Bröt.
Backzeit:	min.	20-25	20-25	20-25	20-25
Sonstiges					

Teigrezeptur

		Standard	Vers. 19/1	Vers. 19/2	Vers. 19/3
Wz-Mehl 550	g	1369,000	1369,000	1369,000	1369,000
Rg-Mehl 1150	g	240,000	240,000	240,000	240,000
Mix.:	g	1440,000	1440,000	1440,000	1440,000
Wasser	g	1760,000	1760,000	1760,000	1760,000
Hefe	g	100,000	100,000	100,000	100,000
Salz	g	51,000	42,500	34,000	25,500
LomaSalt 50	g		8,500	17,000	25,500
	g				
Summe:	g	**4960,00**	**4960,00**	**4960,00**	**4960,00**

Beurteilung

		Standard	Vers. 19/1	Vers. 19/2	Vers. 19/3
TT °C		26,7°C	26,8°C	26,6°C	26,9°C
T-Farbe		hellbraun / grau	hellbraun / grau	hellbraun / grau	hellbraun / grau
T-Festigkeit		weich	weich	weich	weich
T-Feuchtigkeit		trocken	etwas feuchter	etwas feuchter	feuchter
T-Dehnbarkeit		etwas kurz	etwas kurz	elastischer	elastischer
T-Entwicklung		weicher / trockener / entspannt	weicher / trockener / entspannt	weicher / trockener / entspannt	weicher / trockener / entspannt
Endgarstabilität		stabil 40 min.	stabil 40 min.	stabil 40 min.	stabil 40 min.
Volumen	Direkte Führung	typisch	größer	typisch	typisch
Krumenfarbe		braun / beige	braun / beige	braun / beige	braun / beige
Krume/Porung		fein	fein	fein	fein
Elastizität		elastisch	elastisch	elastisch	elastisch
Bräunung		hellbraun	hellbraun	hellbraun	hellbraun
Geschmack allgemein		saaten / röstig	saaten / leicht röstig	saaten / leicht röstig	saaten / leicht röstig
Geschmack Salz		typisch	typisch	typisch	typisch
Kaueindruck		weich / wattig	weich / wattig	weich / wattig	weich / wattig
Sonstiges					

Anhang 27: Versuchsreihe 20 mit Beurteilung

Entwicklung / Rohstofftest

Art.-Bez.	Mehrkorn Brötchen ERD	Art-Nr.		Datum	6. Feb. 09	Reihe Nr.	20
Gebäck:	Mehrkornbrötchen			Auftrag von	Braunwarth		

Rohstofftest

		Vorgabe	Resümee
Rohstoff-Name:	Mehrkornbrötchen (Weizen, Roggen, Gerste, Hafer, Mais, Dinkel) mit Sonnenblumenkernen Leinsaat, Röstmalz und Milchsäure.	Reduzierung von Kochsalz mit SYMRISE SY00383453 als Substitut	Keiner der durchgeführten Versuche ergibt ein zufriedenstellendes Ergebniss! Volumenmessung: alle JA Na-Bestimmung: alle JA Sensorik: alle NEIN
Mix %	96 %		
Dosierung auf Mehl	48 %		
Salzgehalt im Mix	3,4 %		
		Beurteilt von	Braunwarth; Erd
		Datum	Freigabe J/N N

Parameter

		Standard	Vers. 20/1	Vers. 20/2	Vers. 20/3
TA:	TA				
Knetzeit:	min.	5 + 4	5 + 4	5 + 4	5 + 4
Teigtemp.	°C	26	26	26	26
Teigruhe:	min.	10	10	10	10
Teigeinlage:	g	2200	2200	2200	2200
Stückgare:	min.	35 - 40	35 - 40	35 - 40	35 - 40
Backprog.:		Prog.: 4	Prog.: 4	Prog.: 4	Prog.: 4
Backtemp.:	°C	20° unter Bröt.	20° unter Bröt.	20° unter Bröt.	20° unter Bröt.
Backzeit:	min.	20-25	20-25	20-25	20-25
Sonstiges					

Teigrezeptur

		Standard	Vers. 20/1	Vers. 20/2	Vers. 20/3
Wz-Mehl 550	g	1369,000	1372,400	1375,800	1379,200
Rg-Mehl 1150	g	240,000	240,000	240,000	240,000
Mix.:	g	1440,000	1440,000	1440,000	1440,000
Wasser	g	1760,000	1760,000	1760,000	1760,000
Hefe	g	100,000	100,000	100,000	100,000
Salz	g	51,000	42,500	34,000	25,500
SYMRISE SY00383453	g		5,100	10,200	15,300
	g				
	g				
	g				
	g				
	g				
	g				
	g				
	g				
Summe:		4960,00	4960,00	4960,00	4960,00

Beurteilung

		Standard	Vers. 20/1	Vers. 20/2	Vers. 20/3
TT °C					
T-Farbe		hellbraun / grau	hellbraun / grau	hellbraun / grau	hellbraun / grau
T-Festigkeit		weich	weich	weich	weich
T-Feuchtigkeit		trocken	etwas feuchter	etwas feuchter	feuchter
T-Dehnbarkeit		kurz	kurz	elastischer	elastischer
T-Entwicklung		weicher / trockener / entspannt	weicher / trockener / entspannt	weicher / trockener / entspannt	weicher / trockener / entspannt
Endgarstabilität		stabil 40 min.	stabil 37 min.	stabil 34 min.	stabill 30 min
Volumen		typisch	größer	größer / breiter	breiter / flacher
Krumenfarbe		braun / beige	braun / beige	braun / beige	braun / beige
Krume/Porung	Direkte Führung	fein	fein	fein	fein
Elastizität		elastisch	elastisch	elastisch	etwas geschwächt
Bräunung		hellbraun	hellbraun	hellbraun	hellbraun
Geschmack allgemein		saaten / röstig	saaten / leicht röstig	saaten / wenig röstig	saaten / nicht röstig
Geschmack Salz		typisch	evtl. weniger	etwas weniger	weniger / fad
Kaueindruck		weich / wattig	weich / wattig	weich / wattig	weich / wattig
Sonstiges				Nachgeschmack (Hefeextrakt?)	Nachgeschmack (Hefeextrakt?)